W0182958

W.-U. Boeckh-Behrens/W. Buskies

Gesundheitsorientiertes Fitnesstraining

Band 1

- Fitnessgrundlagen
- Krafttraining
- Beweglichkeitstraining

© Dr. Loges + Co. GmbH, Winsen 1996

Zu den Autoren

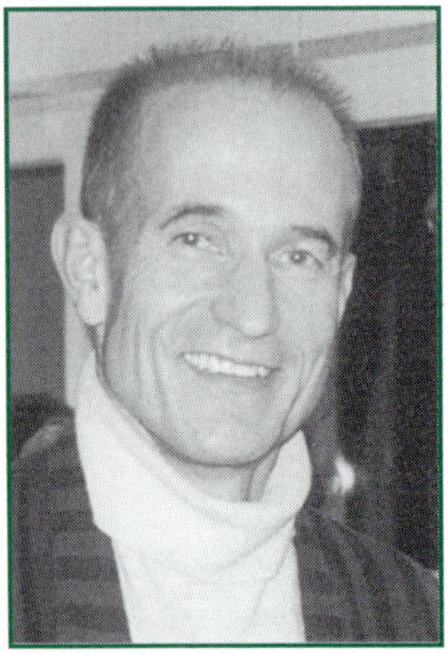

Wend-Uwe Boeckh-Behrens, Jahrgang 1943, studierte die Fächer Sport und Romanistik an den Universitäten Würzburg und Besançon. Im Rahmen seiner beruflichen Tätigkeit als Dozent an den Universitäten Würzburg (seit 1972) und Bayreuth (seit 1975) beschäftigt er sich unter anderem schwerpunktmäßig mit Fragen der Trainingslehre, Gesundheit und Fitness. Am Institut für Sportwissenschaft an der Universität Bayreuth baute er die Ausbildung Gesundheit und Fitness und den European Master in Health and Fitness auf. Seine zahlreichen Publikationen zu diesem Thema sind gekennzeichnet durch die gelungene didaktische Umsetzung der Theorie in die Praxis. Dabei kann er aus seiner langjährigen persönlichen Erfahrung als Leistungs- und Fitness-Sportler schöpfen.

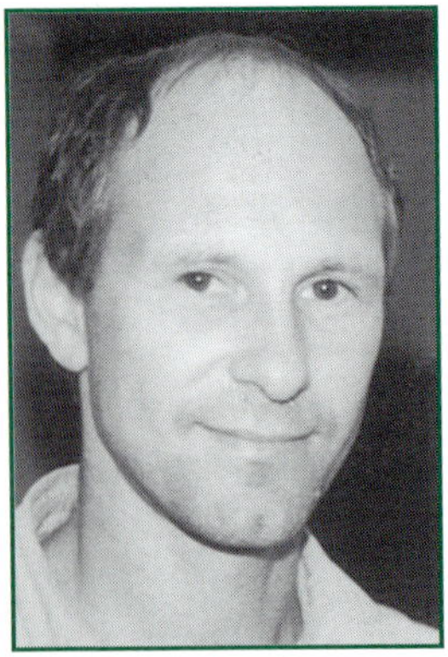

Dr. Wolfgang Buskies, Jahrgang 1956, studierte Sport an der Deutschen Sporthochschule Köln und Biologie an der Universität Köln. Im Anschluß an sein Studium und eine einjährige krankengymnastische Ausbildung promovierte er 1987 an der Deutschen Sporthochschule Köln mit den Fächern Sportmedizin und Trainings- und Bewegungslehre. Seit 1987 ist er Dozent am Institut für Sportwissenschaft der Universität Bayreuth mit den Arbeitsschwerpunkten Gesundheit, Fitness und Trainingslehre. Er ist Verfasser zahlreicher Publikationen zu sportmedizinischen und trainingswissenschaftlichen Fragestellungen.

Inhalt

Vorwort

Die zunehmende Sensibilisierung weiter Teile der Bevölkerung für Fragen der Umwelt, der Ernährung und der Gesundheit zeugt von einem wachsenden Ökologie- und Gesundheitsbewußtsein. Damit einher geht die Erkenntnis, daß nur das selbständige, aktive Beeinflussen der Ursachen der Umwelt- und Gesundheitsgefährdung erfolgversprechend ist und nicht das halbherzige Herumdoktern an den Symptomen.

Die drei Bände "Gesundheitsorientiertes Fitnesstraining" decken den komplexen Bereich von Gesundheit und Fitness in umfassender Weise ab und bieten Ihnen Hintergrundwissen, praxisnahe Informationen und konkrete Anleitung.

Band 1	**Band 2**	**Band 3**
Fitnessgrundlagen	Ausdauertraining	Rückentraining
Krafttraining	Ernährung	Knietraining
Beweglichkeitstraining	Entspannung	Alterssport

Die Bücher setzen den neuesten Stand der Fitnessforschung in allgemein verständliche praktische Trainings- und Lebenshilfe um und haben das Ziel, auch Sie zu einem lebenslangen gesundheits- und fitnessorientierten Lebensstil zu motivieren.

Das "gesundheitsorientierte Fitnesstraining" spricht den noch unentschlossenen Neueinsteiger ebenso an wie den routinierten, erfahrenen Fitnessfan, die Breiten- und Leistungssportler aller Disziplinen, Fitnesstrainer, Übungsleiter, Sportlehrer sowie Studenten und Dozenten. Es ist gleichermaßen geeignet für Trainierende in Fitnessanlagen, Vereinen, Schulen und Universitäten sowie für alle Interessierte, die ihr Training selbständig organisieren.

Das vorliegende Buch in drei Bänden wurde angeregt und unterstützt von der Arzneimittelfirma Dr. Loges + Co. GmbH. Dieses Unternehmen ist auf Naturstoffpräparate spezialisiert und bietet mit seinem *Dr. Loges sportsCARE*-Programm sportlich aktiven Menschen Präparate an, die sowohl der Gesunderhaltung und Leistungsstabilisierung dienen als auch der Vorbeugung und Behandlung von Sportverletzungen. Wir verweisen gern auf die Informationsseite am Ende dieses Bandes. Mit der dort eingehefteten Servicekarte können Unterlagen angefordert werden, auch über wissenschaftliches Trainings- und Ernährungsknow-how.

Teil I:

Grundlagen von Gesundheit und Fitness

1. Grundlagen von Gesundheit und Fitness

1.1 Die Qual der Wahl

Zukunftsforscher sagen uns neben allgemeinen gesellschaftlichen Entwicklungen wie der starken Zunahme der Anzahl älterer Menschen, dem Wandel zur Informationsgesellschaft (Medien, Computer) und zunehmender Internationalisierung auch tiefgreifende Veränderungen in der allgemeinen Wertedynamik, im Freizeitverhalten und in unserem Lebensstil voraus. Trends wie eine Zunahme des Bewußtseins für Natur und Ökologie, für Gesundheit, für körperliche Leistungsfähigkeit und Attraktivität, für Qualitätssteigerung, für Eigeninitiative, für Kultur- und Sporttourismus stehen Entwicklungen gegenüber wie Arbeitsstreß, Konsumstreß, Erlebnisstreß, „Cocooning" (Rückzug in die „neue Häuslichkeit"), Tele-, Party-, Island-, Hopping, „In-Sein", schneller Genuß, Spaß oder Individualisierung und Vereinsamung (vgl. OPASCHOWSKI 1993; WENZEL/FRANK 1993). Als übergeordneter Trend, gewissermaßen als Leittrend, ergibt sich die Vielfalt der Lebensstile. Die zahlreichen Optionsmöglichkeiten des Einzelnen, die Unabhängigkeit von Normen, die Freiräume und Freiheiten, persönliche, individuelle Entscheidungen zu treffen und Wahlmöglichkeiten zu besitzen, stellen für jeden Menschen große Chancen und große Risiken dar. Sie haben die Wahl!

Eine der stärksten positiven Strömungen unserer Zeit ist die Gesundheits- und Fitnessbewegung. Der von ihr geprägte Lebensstil spricht alle Menschen an, die aktiv ihre Gesundheit, ihre Leistungsfähigkeit, ihr äußeres Erscheinungsbild verbessern, ihr Immunsystem stärken, Risikofaktoren meiden und ihr Wohlbefinden steigern wollen.

Der Gesundheits- und Fitness-Lebensstil ist eine Lebensphilosophie der Personen, die sich nicht passiv treiben lassen wollen, die orthopädische Beschwerden, Schwächen des Herz-Kreislauf-Systems, Übergewicht und Abfall der Leistungsfähigkeit nicht als unabänderliches Schicksal hinnehmen wollen; er wendet sich an diejenigen, die ihre Risikofaktoren bekämpfen, ihre Vitalität erhalten und stärken und ihre Lebensqualität in jedem Alter weiter verbessern wollen.

1.2 Das Gesundheitsmodell

Im Sinne einer ganzheitlichen Sichtweise integrieren wir unter dem umfassenden Begriff „Gesundheit" biomedizinische, psychologische, soziologische, pädagogische und ökologische Aspekte und erweitern den Ansatz der World Health Organization (WHO) zu einem „öko-bio-psycho-sozialen Gesundheitsverständnis".

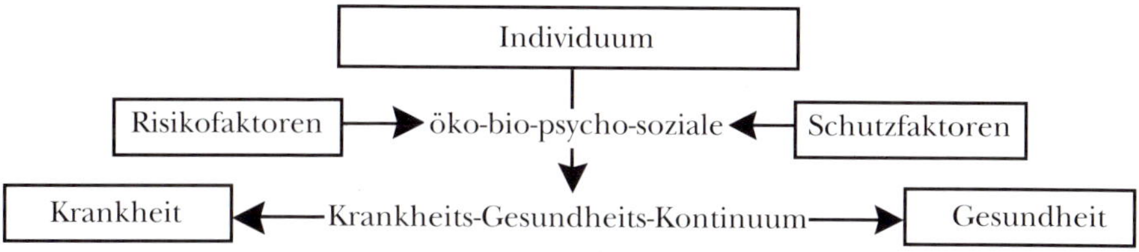

Abb. 1: Das Gesundheitsmodell (vereinfacht nach ANTONOVSKY 1979).

In Anlehnung an das Saluto-Genese-Modell (d.h. Gesundheits-Entwicklungs-Modell)von ANTONOVSKY hängt die Position des einzelnen auf dem Krankheits-Gesundheits-Kontinuum (vgl. Abb. 1) von dem Einfluß seiner vielfältigen Schutz- und Risikofaktoren ab. Wenn in bestimmten Phasen des Lebens die Risikofaktoren überwiegen - z.B. durch Überforderung und Stress in Beruf und Familie, Rauchen, Alkohol - tendiert der Mensch stärker zur Krankheit; gewinnen die Schutzfaktoren die Oberhand - z.B. durch gesunde Lebensweise und gute medizinische Versorgung - nähert er sich der Gesundheit (vgl. BÖS 1993; ANTONOVSKY 1979). Dieses Modell verdeutlicht nicht nur die Komplexität der äußeren und inneren Einflußfaktoren, es enthält auch eine sehr positive Botschaft. Es unterstützt Ihr Streben nach mehr Gesundheit, indem es Sie auffordert, durch aktives, eigenverantwortliches, gesundheitsorientiertes Handeln die beeinflußbaren Risikofaktoren zu meiden und Ihre Schutzfaktoren zu stärken.

1.3 Schutz- und Risikofaktoren

Die folgende Auflistung gibt einen Überblick über die Vielzahl an Schutz- und Risikofaktoren, die unsere Gesundheit und unser Wohlbefinden beeinflussen. Welche dieser Faktoren können Sie direkt oder indirekt beeinflussen, z. B. durch regelmäßiges Fitnesstraining, Verzicht auf Rauchen, welche können Sie nicht beeinflussen? Bei kritischer Überprüfung sehen Sie, daß die Mehrzahl der Einflußfaktoren durch unser Verhalten bestimmt wird. Verhaltensänderung ist zwar nicht einfach, aber durchaus zu schaffen. Dieses Buch möchte dazu einen kleinen Beitrag leisten - lassen Sie sich helfen, es lohnt sich!

Bereich der Gesundheit	Der Teufelskreis der Risikofaktoren	Die Macht der Schutzfaktoren
Physischer, biomedizinischer Bereich	• Bewegungsmangel	• Regelmäßige körperliche Aktivität
	• Übergewicht, Untergewicht	• Idealgewicht, gesunde, ausgewogene Ernährung, ausreichende Flüssigkeitszufuhr (Wasser)
	• Rauchen, Alkohol, übermäßiger Kaffee- und Teegenuß,Drogen, Medikamentenmißbrauch	• Verzicht auf Suchtmittel aller Art
	• Fehl- und Überbelastung im Sport, Verletzung, Verschleiß • Beschwerden am Bewegungsapparat z. B. Rücken, Gelenke	• Regelmäßiges, ausgleichendes, gesundheitsorientiertes Fitnesstraining; Verzicht auf Risikosportarten im höheren Alter
	• Bluthochdruck • Zuckerkrankheit (Diabetes mellitus) • Gicht • Erhöhte Blutfettwerte	• Gute ärztliche Versorgung und regelmäßiges gesundheitsorientiertes Fitnesstraining
	• Vernachlässigung von Vorsorgeuntersuchungen	• Regelmäßige Vorsorgeuntersuchungen
	• Genetische Disposition für Erkrankungen (ererbte Risikofaktoren)	• Genetisch positive Disposition (ererbte robuste Gesundheit)

Bereich der Gesundheit	Der Teufelskreis der Risikofaktoren	Die Macht der Schutzfaktoren
	• Schädigung durch belastete Umwelt, Umweltgifte, Strahlung	• Information über Umweltbelastungen, Vermeidung soweit möglich
Psychischer Bereich	• Disstress (negativer Stress), Anspannung • Suchtverhalten • Depressionen, Agression, Angst, Minderwertigkeitsgefühl, Frustration, Unlust, Unzufriedenheit • Interesselosigkeit, Unwissenheit, Vorurteile • Überforderung, Unterforderung im Beruf • Unselbständigkeit, fremdgesteuertes Handeln • Mangelnder Wille, fehlende Beharrlichkeit, vermeintlich "keine Zeit"	• Eustress (positiver Stress), psychische Entspannungsfähigkeit • Bewältigungsressourcen (coping) • Bewältigungsstrategien, Spaß, Freude, Vergnügen, Lust, Zufriedenheit, Selbstvertrauen • Geistige Leistungsfähigkeit, Kenntnisse • Zufriedenheit, Anerkennung, Erfolg im Beruf • Aktives, selbstbestimmtes Handeln • Beharrlichkeit, gutes Time-Management

Bereich der Gesundheit	Der Teufelskreis der Risikofaktoren	Die Macht der Schutzfaktoren
Sozialer Bereich	• Mangelnde Kommunikation fehlender Freundeskreis, Isolierung, Vernachlässigung des Umfelds	• Gute Kommunikation, aktiver Freundeskreis, Geselligkeit
	• Unzufriedenheit in der Partnerschaft und Familie	• Privates Glück
	• Außenseiter	• Integration in die Gemeinschaft, soziale Anerkennung (Prestige, Status)
	• Gruppendruck, Erwartungsdruck, Konkurrenzdruck	• Anerkannte Position im Team
	• Soziale Unterschicht, geringes Bildungsniveau, schlechte Berufsausbildung, geringes Einkommen, schlechte medizinische Versorgung	• Soziale Oberschicht, gutes Bildungsniveau, gute Berufsausbildung, gehobenes Einkommen, gute medizinische Versorgung
	• Geringe Arbeitsplatzsicherheit, schlechter Arbeitsschutz, schlechte staatliche, kommunale, betriebliche Gesundheitsförderung, schlechtes Vorsorgesystem, schlechte Altersversorgung	• Gesicherter Arbeitsplatz, guter Arbeitsschutz, gute staatliche, kommunale, betriebliche Gesundheitsförderung, gutes Vorsorgesystem, gute Altersversorgung
	• Mangelnde Freizeit, viele Dienstreisen, Überstunden	• Ausreichende Freizeit
	• Keine Unterstützung durch das soziale Umfeld	• Gute Unterstützung durch Lehrer, Freunde, Familie, Kollegen
Ökologischer Bereich	• Wohn- und Lebensraum in einer Umwelt, die geprägt ist von Umweltverschmutzung, Zerstörung ökologischer Lebensräume, Lärmimmission	• Wohn- und Lebensraum in einer intakten, gesunden Umwelt

1.4 Die Säulen der Fitness

Im Rahmen einer umfassenden Gesundheitsförderung stellt Fitness nur einen - wenn auch wesentlichen - Aspekt dar. In Übereinstimmung mit STARISCHKA (1993) sehen wir die Fitness nicht als ein dem komplexen Gesundheitsbegriff ähnliches, weites Bezugsfeld, sondern als einen wesentlich engeren Bereich. Fitness beinhaltet vornehmlich jene Faktoren, die durch „Belastungs- und Beanspruchungsprozesse" beeinflußbar sind. Dabei ist es sinnvoll, in gesundheitsorientierte Fitness und sportartspezifische Fitnessaspekte zu unterscheiden. Die beiden Säulen der Fitness können folgendermaßen dargestellt werden:

FITNESS

Gesundheitsorientierte Fitness	Sportorientierte Fitness
• Aerobe Ausdauer • Kraftausdauer • Optimale Beweglichkeit • Psychische und physische Entspannungsfähigkeit • Gesunde Ernährung optimale Körperzusammensetzung • Allgemeine Koordinationsfähigkeit	• Gesundheitsorientierte Fitnessfaktoren • Anaerobe Ausdauer • Schnellkraft, Explosivkraft, Maximalkraft, Reaktivkraft • Schnelligkeit, Schnelligkeitsausdauer • Maximale Beweglichkeit (Hyperflexibilität) • Spezielle Koordinationsfähigkeit, sportartspezifische Techniken • Weitere sportorientierte Fitnessfaktoren

Abb. 2: Die Säulen der Fitness.

Gesundheitsorientierte Fitness

Die sechs Elemente können als gesundheitsorientierte Fitnessfaktoren bezeichnet werden, weil sie zentrale Bedeutung für die Gesundheit des Menschen haben und gleichzeitig ein äußerst geringes Schädigungsrisiko durch Verletzung und Verschleiß mit sich bringen. Sie bilden die Basis für jedes gesundheitsorientierte Training und stehen im Mittelpunkt der Bände 1 - 3, "Gesundheitsorientiertes Fitnesstraining".

Aerobe Ausdauer

Nur bei einem Ausdauertraining mit mäßiger Intensität steht dem Übenden genügend Sauerstoff zur Verfügung (aerobe Energiebereitstellung). Bei höherer Intensität übersteigt der Sauerstoffbedarf das Sauerstoffangebot (anaerobe Energiebereitstellung). Dies wollen wir im gesundheitsorientierten Ausdauertraining vermeiden, weil die tiefgreifenden positiven Effekte vor allem bei aerobem Ausdauertraining zum Tragen kommen (vgl. Band 2, Kapitel Ausdauertraining).

Kraftausdauer

Das Training der großen Muskelgruppen von Bauch, Rücken, Brust, Schultern, Armen und Beinen formt den Körper, schützt Gelenke und Wirbelsäule und bildet eine wichtige Voraussetzung für alle Sportarten (vgl. Kapitel Krafttraining).

Optimale Beweglichkeit

Unter Gesundheitsaspekten sind weder Überbeweglichkeit (Hypermobilität, die die Stabilität der Gelenke mindert) noch eine eingeschränkte Beweglichkeit (Hypomobilität) wünschenswert. Ziel ist vielmehr eine optimale individuelle Beweglichkeit, die dazu beiträgt, muskuläre Dysbalancen zu vermeiden (vgl. Kapitel Beweglichkeitstraining).

Psychische Entspannungsfähigkeit

Leicht erlernbare, bewährte Entspannungsmethoden helfen, den vielfältigen Belastungen (Stressoren) gezielt zu begegnen und Streßsituationen besser zu meistern (vgl. Band 2, Kapitel Entspannung).

Gesunde Ernährung, optimale Körperzusammensetzung

Eine gesunde, ausgewogene Ernährung ist, gemeinsam mit regelmäßigem Training, die beste Voraussetzung für körperliche und geistige Leistungsfähigkeit, eine sportliche Figur und ein optimales Verhältnis von fettfreier Körpermasse und Körperfett (vgl. Band 2, Kapitel Ernährung).

Allgemeine Koordinationsfähigkeit

Kraft und Beweglichkeit können nur durch eine gute Koordinationsfähigkeit in geschmeidige, flüssige Bewegungen umgesetzt werden. Es empfiehlt sich - im höheren Alter auch aus Sicherheitsgründen, z. B. zur Vorbeugung der Sturz- und Unfallgefahr -, das Fitnesstraining durch koordinativ anspruchsvolle, zur Kreativität anregende Übungen zu bereichern (vgl. Band 3, Kapitel Alterssport).

Sportorientierte Fitness

Sportler benötigen für ihre disziplinspezifische Fitness mehr als gesundheitsorientiertes Training. Sie müssen in Wettkampf und Training auch explosive Bewegungen, Belastungsspitzen, Ausbelastungen bis zur Erschöpfung und einen hohen Belastungsumfang bewältigen. Deshalb müssen aktive Sportler zusätzlich zu den gesundheitsorientierten Fitnessfaktoren eine oder mehrere der sportorientierten Fitnesskomponenten berücksichtigen. Sie sind nicht Gegenstand dieses Buches. Diese Belastungsformen bergen jedoch immer ein gewisses Risiko akuter Verletzungen und langfristigen Verschleißes in sich. Dies gilt für den Freizeit-, Breiten- und Schulsport ebenso wie für den Leistungssport. Wollen Sie jedoch „nur" gesund und leistungsfähig bleiben und keine spezielle Sportart betreiben, dann können Sie auf das Training der sportartspezifischen Fitnesselemente verzichten und sich auf die gesundheitsorientierte Fitness beschränken.

1.5 Der Gesundheits- und Fitness-Lebensstil

Der Begriff des Lebensstils wird in unterschiedlichen Theorieansätzen der Marketing- und Konsumforschung, der Psychologie und der Soziologie diskutiert. Einigkeit besteht darüber, daß der Lebensstil einer Person durch eine Vielzahl von Einflußgrößen bestimmt wird. In Anlehnung an soziologische Modelle können wir drei Dimensionen des Lebensstils unterscheiden: die Voraussetzungen (Ressourcen), die Einstellungen und das Verhalten. Beziehen wir diesen Ansatz auf den Bereich Gesundheit und Fitness, erhalten wir die Zusammenhangsebenen des gesundheitsorientierten Lebensstils. Das Strukturmodell verdeutlicht die drei Dimensionen und ihre Wechselbeziehungen.

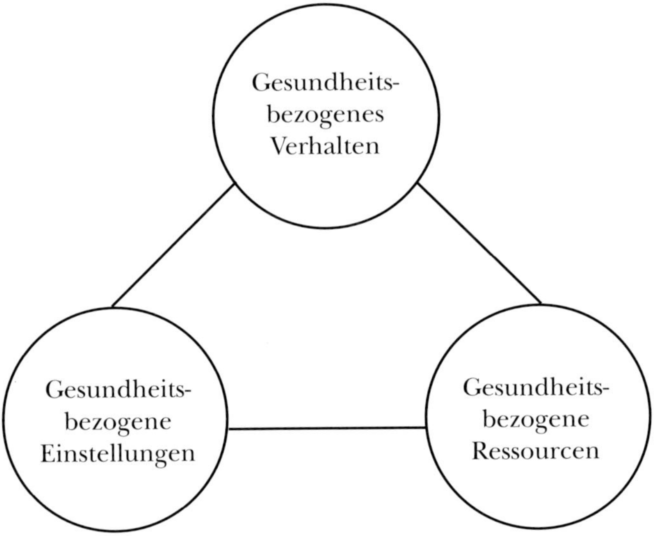

Abb. 3: Zusammenhangsebenen des gesundheitsrelevanten Lebensstils (ABEL 1992).

Gesundheitsbezogene Ressourcen

Die Verwirklichung unserer Ziele ist nur möglich innerhalb der vorhandenen Lebenschancen oder Ressourcen. Einige der gesundheitsrelevanten Voraussetzungen stehen fest oder können nur sehr schwer beeinflußt werden (z. B. Krankenversicherungssystem), viele können jedoch bewußt genutzt oder verändert werden (z. B. Angebote der Gesundheitserziehung, Kenntnisse über Gesundheit).

1. Personale Ressourcen beinhalten vor allem ererbte oder erworbene Schutz- oder Risikofaktoren (vgl. S. 12) wie angeborene Stärken und Schwächen (genetische Dispositionen) für oder gegen Krankheiten.

2. Die soziodemographischen Faktoren Alter, Geschlecht, familiäre Situation und Schichtzugehörigkeit begrenzen oder erweitern unsere Möglichkeiten. Untersuchungen belegen, daß in höheren gesellschaftlichen Schichten gesundheitsbezogene Einstellungen stärker im Vordergrund stehen. Der „social support", das Vorbild von Eltern, Lehrern, Freunden hat ebenso großen Einfluß wie das Meinungsbild des persönlichen Umfelds.

3. Sozioökonomische Komponenten wie Ausbildung, Beruf, Haushaltseinkommen, Arbeitsbelastung, zur Verfügung stehende Freizeit, Status- und Konsumgruppe können fördernd oder hemmend unser Gesundheitsverhalten bestimmen.

4. Sozialpolitische Faktoren dürfen ebenfalls nicht vernachlässigt werden; z. B. Krankenversicherungssystem, gesundheitspolitische Gesetzgebung, Arbeitsschutzbestimmungen, Arbeitszeitvereinbarungen, Gesundheitsvorsorge, Altersversorgung, Angebote der Gesundheitserziehung und Gesundheitsförderung durch die Träger des Gesundheitswesens, Fitnesscenter, Volkshochschulen ...

Gesundheitsbezogene Einstellungen

1. "Gesundheit ist nicht alles, aber ohne Gesundheit ist alles nichts" (SCHOPENHAUER).
Feste Überzeugungen und dauerhafte Motivation werden aufgebaut und gleichzeitig verstärkt durch die Wechselwirkungen zwischen den positiven Erfahrungen und Empfindungen beim und nach dem Fitnesstraining sowie durch Kenntnisse, den Abbau von Vorurteilen, das Gewinnen von Einsichten und durch positives Denken. Der Gesundheits- und Fitness-Lebensstil ist keine Religion, kein Dogma oder Allheilmittel, sondern bietet auf der Basis von Freiwilligkeit und Toleranz die Chance, die Lebensqualität zu verbessern. Er ermöglicht, interne Kontrollüberzeugungen (health beliefs) aufzubauen, die für die Identifikation mit dem eigenen Handeln sorgen.

2. "Add life to your years, not just years to your life".
Die Ziele und Chancen des Gesundheits- und Fitness-Lebensstils sind zahlreich (vgl. auch Schutzfaktoren, S. 12).

- Verbesserte Lebensqualität, Wohlbefinden, „Wellness", Lebensfreude, Vermeiden von Risikofaktoren.
- Gewichtskontrolle, Steigerung der Attraktivität, Körperformung.
- Stärkung des Immunsystems, verbesserte Bewältigung von Belastungen (coping process), Verbesserung der Leistungsfähigkeit in Beruf, Alltag, Freizeit in jedem Alter, Vitalität, Ausgleich zu Arbeit und Alltag.
- Lebensfreude, Spaß, innere Ausgeglichenheit, Gelassenheit, Streßabbau, Selbstbewußtsein, Entspannung.
- Kommunikation, soziale Kontakte, Geselligkeit.

Die Wege zum Erreichen dieser Ziele sind variabel und individuell wählbar. Häufig ist bereits der Weg das Ziel.

3. „Use it or lose it".
Der Mensch ist zivilisationsgeschädigt. Dauernde Untätigkeit und übermäßige körperliche Schonung sind ein schwerwiegendes Fehlverhalten, das zwangsläufig zu Beschwerden und Krankheiten führt. Die nahezu unbegrenzte und meist unterschätzte Anpassungsfähigkeit aller Funktionsbereiche des Menschen kann lebenslang genutzt werden. Alle Funktionen des Organismus sind wertvolle Geschenke, die wir durch regelmäßige, wohldosierte Nutzung gesund und leistungsfähig erhalten sollten. Dabei soll regelmäßiges, vorbeugendes Gesundheitstraining (Prävention) kurzfristiges, symptomorientiertes Krisenmanagement (Medikation, Operation) in den Hintergrund rücken.

4. „Wer rastet der rostet".
Der Gesundheits- und Fitness-Lebensstil ist auf lebenslange Aktivität angelegt. Insbesondere ältere Menschen sollen die negativen Schonungsrituale durchbrechen und bis zum Lebensende körperlich, geistig und sozial rege und aktiv bleiben.

5. „Do it yourself".
Aktives, selbstgestaltendes Handeln wird an die Stelle lähmender Passivität gesetzt. Der Mensch gestaltet und kontrolliert sein Leben selbst. Selbsthilfe ist angesagt, anstatt der Forderung nach institutioneller, therapeutischer Hilfe.

Gesundheitsbezogenes Verhalten

Erich KÄSTNER's Erkenntnis „Es gibt nichts Gutes, es sei denn, man tut es" weist auf die zentrale Bedeutung der Handlungsdimension hin. Erst durch aktives Tun können wir unsere gesundheitsbezogenen Einstellungen und Ressourcen nutzen und realisieren. Es ist entscheidend, die Bereitschaft zu entwickeln, unsere Kenntnisse über Gesundheit in die Praxis umzusetzen und die Diskrepanz zwischen Wissen und Handeln aufzuheben. Es geht in erster Linie darum, gesundheitsförderndes Verhalten auszuprägen und zu leben und gesundheitsgefährdendes Risikoverhalten zu vermeiden (vgl. Schutz- und Risikofaktoren, S. 12).

1.6 Ihr Lifestyle-Check

Wie steht es zur Zeit um Ihre Gesundheit? Die Überprüfung Ihrer Krankengeschichte, Beschwerden, Risikofaktoren, körperlichen Aktivität und Ihrer Ziele wird Ihnen zeigen, wie es um Ihre Schutz- und Risikofaktoren bestellt ist, und ob Sie eher einen gesundheitsorientierten oder stärker gesundheitsgefährdenden Lebensstil pflegen. Ihre derzeitige körperliche Leistungsfähigkeit bleibt dabei weitgehend unberücksichtigt; Kontrollverfahren der Kraft, Ausdauer und Beweglichkeit sind in den entsprechenden Kapiteln enthalten.

Gehen Sie den Lifestyle-Check sorgfältig durch und geben Sie sich selbst ehrliche Auskunft. Die Angaben geben Ihnen einen Überblick über Ihren persönlichen Lebensstil. Sie werden möglicherweise überrascht sein, in wie vielen Fällen Sie angeborenen oder verhaltensbedingten Risiken ausgesetzt sind, oder Sie werden im Gegenteil Bestätigung finden, daß Sie sich bereits sehr gesundheitsbewußt verhalten und keine nennenswerten genetischen Risikofaktoren bestehen.

Die Ermittlung Ihres derzeitigen gesundheitlichen Lebensstil-Ist-Standes kann ein warnendes Aha-Erlebnis darstellen oder als (Teil-)Bestätigung für einen vorbildlichen gesundheitsfördernden Lebensstil dienen. In jedem Fall stellt der Lifestyle-Check den Ausgangspunkt für Ihre Bemühungen um mehr Gesundheit, Wohlbefinden, Leistungsfähigkeit und Lebensqualität dar.

Ihr Lifestyle-Check

1. Krankengeschichte

Sind bei Ihnen oder Ihren Angehörigen folgende Krankheiten/Erkrankungen aufgetreten?

	Selbst	Großeltern		Eltern		Geschwister		Kinder	
		♀	♂	♀	♂	♀	♂	♀	♂
Arteriosklerose	☐	☐	☐	☐	☐	☐	☐	☐	☐
Herzrhythmusstörung	☐	☐	☐	☐	☐	☐	☐	☐	☐
Bluthochdruck	☐	☐	☐	☐	☐	☐	☐	☐	☐
Angina pectoris	☐	☐	☐	☐	☐	☐	☐	☐	☐
Herzinfarkt	☐	☐	☐	☐	☐	☐	☐	☐	☐
Schlaganfall	☐	☐	☐	☐	☐	☐	☐	☐	☐
Zuckerkrankheit	☐	☐	☐	☐	☐	☐	☐	☐	☐
Erhöhte Cholesterinwerte	☐	☐	☐	☐	☐	☐	☐	☐	☐
Chronische Bronchitis	☐	☐	☐	☐	☐	☐	☐	☐	☐
Asthma	☐	☐	☐	☐	☐	☐	☐	☐	☐
Tumorerkrankung	☐	☐	☐	☐	☐	☐	☐	☐	☐
Nierenerkrankung	☐	☐	☐	☐	☐	☐	☐	☐	☐
Schildrüsenfunktionsstörung	☐	☐	☐	☐	☐	☐	☐	☐	☐
Gicht	☐	☐	☐	☐	☐	☐	☐	☐	☐
Rheumatische Erkrankung	☐	☐	☐	☐	☐	☐	☐	☐	☐
Allergien	☐	☐	☐	☐	☐	☐	☐	☐	☐
Osteoporose	☐	☐	☐	☐	☐	☐	☐	☐	☐

2. Orthopädische Beschwerden

Treten bei Ihnen folgende Beschwerden/Erkrankungen auf?					
Wirbelsäule/Rücken	☐ ständig	☐ häufig	☐ manchmal	☐ selten	☐ nie
Hals/Nacken	☐ ständig	☐ häufig	☐ manchmal	☐ selten	☐ nie
Schulter/Arm	☐ ständig	☐ häufig	☐ manchmal	☐ selten	☐ nie
Hüfte	☐ ständig	☐ häufig	☐ manchmal	☐ selten	☐ nie
Knie	☐ ständig	☐ häufig	☐ manchmal	☐ selten	☐ nie
Sprunggelenk/Fuß	☐ ständig	☐ häufig	☐ manchmal	☐ selten	☐ nie
sonst. Beschwerden					
	☐ ständig	☐ häufig	☐ manchmal	☐ selten	
	☐ ständig	☐ häufig	☐ manchmal	☐ selten	
	☐ ständig	☐ häufig	☐ manchmal	☐ selten	

Gehen Sie auf Nummer sicher - dies ist der oberste Grundsatz gesundheitsorientierten Fitnesstrainings. Sollten in der Krankengeschichte bei Ihnen oder gehäuft bei Ihren Angehörigen eine oder mehrere Krankheiten aufgetreten sein, fragen Sie Ihren Arzt um Rat und lassen Sie sich von ihm „grünes Licht" für Ihr Training geben. Dasselbe gilt auch für akute Beschwerden und Erkrankungen. Nutzen Sie auch die z. T. kostenlosen ärztlichen Gesundheitschecks, und diskutieren Sie unklare oder kritische Ergebnisse mit Ihrem Arzt.

3. Risikofaktoren

3.1 Ernährung

Fühlen Sie sich selbst ...

☐ übergewichtig		☐ untergewichtig	☐ normalgewichtig
Woran liegt das Ihrer Meinung nach?			
☐ zu viele Kalorien	☐ häufige Geschäftsessen	☐ Anlage	☐ Anlage
☐ zu viel Fett	☐ häufiges Kantinenessen	☐ Eßstörungen	☐ gesunde Ernährung
☐ zu viele Süßigkeiten	☐ zu wenig körperl. aktiv	☐ zu wenig Kalorien	☐ Kalorienbeschränkung
☐ zu viel Alkohol	☐ Essen aus Langeweile	☐ zu viel Sport	☐ regelmäßig Sport
☐ sonst		☐ sonst	☐ sonst

Wollen Sie abnehmen?
☐ Nein ☐ Ja, ... Kg

Wollen Sie zunehmen?
☐ Nein ☐ Ja, ... Kg

Wollen Sie Ihr Gewicht halten?
☐ Nein ☐ Ja

Machen Sie zur Zeit eine Diät?
☐ Nein ☐ Ja

3.2 Genußmittel/Medikamente

☐ Ich bin Raucher ☐ Ich rauche nicht mehr seit ..... Jahren ☐ Ich rauche nicht

Was rauchen Sie?	Wieviele pro Tag?	Seit wievielen Jahren?
Zigarette		
Pfeife		
Zigarre/Zigarillo		

Nehmen Sie zur Zeit Medikamente? ☐ Nein ☐ Ja

Welche?	Wie häufig?

Wieviele Tassen bzw. Gläser mit Koffein/Tein nehmen Sie zu sich und warum?

	pro Tag	pro Woche	Durst löschen	Genuß	ich brauche es	sonstige Gründe
☐ Kaffee			☐	☐	☐	
☐ Cola			☐	☐	☐	
☐ Tee			☐	☐	☐	

Wieviele Gläser Alkohol trinken Sie und warum?						
	pro Tag	pro Woche	Durst löschen	Genuß	ich brauche es	sonstige Gründe
☐ Bier			☐	☐	☐	
☐ Wein			☐	☐	☐	
☐ Hochproz.			☐	☐	☐	
☐ sonst			☐	☐	☐	

Haben Sie oder hatten Sie mit Alkoholproblemen zu kämpfen? ☐ Nein ☐ Ja

3.3 Beruf / Ausbildung / Freizeit

Ist Ihre berufliche Tätigkeit vorwiegend ... ☐ sitzend ☐ stehend ☐ sonst

Ihre durchschnittliche Arbeitszeit ist von .... Uhr bis ....Uhr

Wieviel Urlaubstage haben Sie pro Jahr? .... Tage

Wieviel Tage pro Monat sind Sie beruflich auf Reisen? .... Tage

Macht Ihnen Ihr Beruf Spaß?

☐ immer ☐ meistens ☐ manchmal ☐ selten ☐ nie

Wieviel Stunden schlafen Sie durchschnittlich am Tag?

☐ < 4h ☐ 4 - 6h ☐ 6 - 8h ☐ > 8h

Leiden Sie unter Schlafstörungen?

☐ sehr oft ☐ häufig ☐ manchmal ☐ selten ☐ nie

Welchen Freizeitbeschäftigungen/Hobbys gehen Sie regelmäßig nach?

3.4 Psychische und soziale Faktoren

Wie häufig haben Sie negative Emotionen wie Depressionen, Angstgefühle, Aggressivität,Nervosität?

☐ nie ☐ selten ☐ manchmal ☐ oft ☐ sehr oft

Wie versuchen Sie gegebenenfalls diese Gefühle zu beseitigen?

☐ Essen ☐ Alkohol ☐ Rauchen ☐ Medikamente
☐ Weinen ☐ Schlafen ☐ Arbeiten ☐ Entspannung/ Meditation
☐ mit Freunden reden ☐ Unterdrücken ☐ sonst:

weiter auf der nächsten Seite

Fühlen Sie sich privat glücklich?				
☐ Ja, sehr	☐ ziemlich	☐ teils-teils	☐ Nein	☐ überhaupt nicht
Haben Sie Kontakt mit Freunden?				
☐ sehr oft	☐ regelmäßig	☐ manchmal	☐ selten	☐ nie
Haben Sie Schwierigkeiten mit Vorgesetzten/Berufskollegen?				
☐ sehr oft	☐ häufig	☐ manchmal	☐ selten	☐ nie

Die Lifestyle-Risikofaktoren berücksichtigen mehrere Bereiche Ihres täglichen Lebens, in denen häufig Belastungen für Ihre Gesundheit verborgen sind.

Experten behaupten, daß 50 Prozent der Gesundheit durch die Ernährung bestimmt wird. Ein ehrlicher Blick auf Ihre Ernährung wird Ihnen zeigen, ob Sie z.B. übergewichtig sind, und ob die Gründe dafür in berufsbedingten Eßgewohnheiten, ungesunder Ernährung (zu viel Fett, Alkohol, Süßigkeiten), Bewegungsmangel oder schlechtestenfalls in allen drei Faktoren gemeinsam liegen.

Der Abschnitt Genußmittel/Medikamente lenkt Ihre Aufmerksamkeit auf das schwerwiegende Problem Nikotin- und Medikamentensucht und den häufig sozial akzeptierten, dennoch nicht minder gefährlichen Alkohol- und Koffeinmißbrauch.

Auch die Durchleuchtung Ihres Arbeits- und Freizeitverhaltens setzt deutliche Warnzeichen: Vorwiegend sitzende Tätigkeit, zu wenig Schlaf, zu lange Arbeitszeiten, zu viele Dienstreisen und wegen chronischer Überlastung nachlassender Spaß am Beruf.

Emotionale und soziale Belastungen wie Streß im Beruf, in der Familie, zu seltene soziale Kontakte und untaugliche Strategien, um diese negativen Emotionen zu beseitigen (Medikamente, Rauchen, Arbeit, Alkohol), stellen erhebliche Risiken für Ihre Gesundheit und Ihr Wohlbefinden dar.

Beachten Sie alle diese Warnsignale und nehmen Sie sie ernst. Die drei Bände "Gesundheitsorientiertes Fitnesstraining" wollen Ihnen den Weg zu sinnvollen Bewältigungsstrategien und einem gesundheitsfördernden Lebensstil weisen.

4. Körperliche Aktivitäten

Betreiben Sie regelmäßig Sport/Fitnesstraining?		☐ Ja	☐ Nein
Welche körperlichen Aktivitäten?	**Wie oft pro Woche?**	**Wieviele Std. bzw. Min. pro Woche?**	**Seit wievielen Jahren?**
☐ Fitnessgymnastik/Aerobic/Tanz			
☐ Krafttraining			
☐ Ausdauertraining an Geräten			
☐ Stretching			
☐ Entspannungstraining			
☐ Wandern/Bergsteigen			
☐ Schwimmen			
☐ Joggen			
☐ Radfahren			
☐ Sonstige Sportarten (Tennis, ...)			
☐ Sonstige Alltagsaktivitäten (Spazierengehen, Gartenarbeit, ...)			
Sind Sie Mitglied in einem	☐ Sportverein	☐ Fitneßstudio	☐ sonst. Sport-institution

Wie fit fühlen Sie sich zur Zeit?

☐ total außer Form ☐ schlecht in Form ☐ mittel ☐ ganz gut ☐ topfit

Haben Sie schon einen ärztlichen Sporttauglichkeitscheck gemacht?

☐ Nein ☐ Ja, am ....

Sie wissen gar nicht, wie wohl Sie sich fühlen können, bevor Sie nicht regelmäßiges körperliches Training absolviert haben! Der Mensch ist sehr anpassungsfähig; auch den schwerwiegenden Risikofaktor „Bewegungsmangel“ hält er zunächst viele Jahre ohne größere Beschwerden aus. Beeinträchtigungen des Wohlbefindens können sich zwar frühzeitig als Nervosität, Aggressivität, Mattigkeit oder Verlust an Vitalität und Lebensfreude bemerkbar machen, denn der Mensch als „Beweger“ braucht körperliche Aktivität wie eine Pflanze das Wasser. Größere Beschwerden an Herz, Kreislauf, Rücken treten erst viel später auf, dann allerdings häufig mit stetig zunehmendem Leidensdruck. Lassen Sie es nicht so weit kommen!

Überprüfen Sie Ihr Aktivitätsniveau. Machen Sie weiter so, wenn Sie gut in Form oder topfit sind und regelmäßig durch zügige Spaziergänge (mindestens 3 x 30 Minuten pro Woche) oder Aerobic oder Ausdauertraining oder Krafttraining oder .... körperlich aktiv sind. Dabei ist nicht die Intensität Ihres Trainings das Wichtigste, sondern die Regelmäßigkeit! Nehmen Sie die wirksamste „Pille“ gegen die meisten Beschwerden und Risikofaktoren - körperliche Aktivität, zwei- bis viermal die Woche, zwischen den Mahlzeiten.

5. Ziele

Welche Verhaltensänderungen streben Sie an?

Bewegungsmangel bekämpfen durch	☐ Training im Fitnesscenter ☐ Training im Sportverein ☐ Privat organisiertes Training ☐ Training bei sonstigen Sportanbietern
Krankheitsrisiken vermindern durch	☐ Regelmäßigen Gesundheitscheck ☐ Akute Behandlung von Erkrankungen ☐ Dispositionen für Krankheiten mit dem Arzt besprechen
Orthopädische Beschwerden an Rücken, Hals, Nacken vermeiden oder verringern durch	☐ Kursteilnahme Rückentraining ☐ Regelmäßiges Heimtraining ☐ Training im Fitnesscenter
Risiken des Herz-Kreislauf-Systems vermeiden oder verringern durch	☐ Ärztliche Belastbarkeitskontrolle ☐ Regelmäßiges privates Ausdauertraining ☐ Regelmäßiges Ausdauertraining im Fitnesscenter/Sportverein
Änderung der Ernährungsgewohnheiten durch	☐ Ernährung gesünder gestalten ☐ Kalorienzahl beschränken, abnehmen ☐ Kalorienzahl erhöhen, zunehmen
Genußmittel, Medikamente einschränken durch	☐ Raucherentwöhnung ☐ Koffein, Tein, Alkohol einschränken ☐ Medikamentenmißbrauch vermeiden
Psycho-sozialen Stress reduzieren durch	☐ Private und/oder berufliche Situation verändern ☐ Entspannungstechniken erlernen ☐ Kontakte pflegen

Welche Ziele streben Sie zusätzlich durch Fitnesstraining an?			
☐ Attraktivität verbessern		☐ Körperformung	
☐ Muskelaufbau/Bodybuilding		☐ Regulierung des Körpergewichts	
☐ Verbesserung der Leistungsfähigkeit		☐ Verbesserung der Ausdauer	
☐ Verbesserung der Kraft		☐ Streßbewältigung/Entspannung	
☐ Gesundheit stabilisieren		☐ Krankheitsanfälligkeit verringern	
☐ Altersabbau verlangsamen		☐ Selbstbewußtsein stärken	
☐ Soziale Kontakte verbessern		☐ Geselligkeit/Kommunikation	
☐ Neue Kontakte knüpfen		☐ Gemeinsam mit dem Partner trainieren	
☐ Spaß/Freude		☐ Lust an der Bewegung	
☐ Abwechslung/etwas erleben		☐ Spaß an der Musik und Bewegung	
☐ Sonstige Ziele	☐	☐	
	☐	☐	
	☐	☐	
Wie regelmäßig werden Sie Fitnesstraining betreiben?			
☐ 1x 14 tägig	☐ 1x pro Woche	☐ 2x pro Woche	☐ öfter als 2x pro Woche

Wer sich auf den Weg macht und sein Ziel nicht kennt, wird dieses nicht auf dem schnellsten Weg erreichen. Ihre Ziele weisen Ihnen den Weg. Nutzen Sie den Zielkatalog, um Ihre persönlichen Ziele herauszufinden und mit sich selbst zu „diskutieren“. Bedenken Sie, daß für manche Menschen hohe Ziele wie Schlankheit oder völlige Beschwerdefreiheit sehr fern liegen. Streben Sie in Form eines „Stufenplans“ zunächst erreichbare Nahziele an wie Spaß und Freude am Training allein, mit Partner oder Freunden. Mit regelmäßigem Training ist der wichtigste Schritt bereits getan. Fitnesstraining wird ein Teil Ihres Lebensstils, und die großen Fernziele werden mit der Zeit erreichbar.

Gesamtergebnis des Lifestyle-Checks

Der Lifestyle-Check prüft Ihr Verhalten in den gesundheitsrelevanten Bereichen Krankengeschichte, Beschwerden, Risikofaktoren, körperliche Aktivität und Zielsetzungen. Überprüfen Sie die Einzelabschnitte des Gesamtchecks, stellen Sie Ihre Stärken (Schutzfaktoren) und Schwächen (Risikofaktoren) fest. Die Analyse Ihres Lifestyles, das Erkennen von Schwachstellen und das Bewußt-

machen der schädigenden Wirkung der Stressoren sind bereits die ersten Schritte zur Verhaltensänderung. Bewerten Sie nun Ihr individuelles Ergebnis selbständig und entscheiden Sie, ob Verhaltensänderungen notwendig sind und von Ihnen selbst mit voller Überzeugung mitgetragen werden. Ist dies der Fall, dann handeln Sie: Machen Sie in den positiven Bereichen weiter wie bisher und verstärken Sie dieses Verhalten; ändern Sie Ihr Risikoverhalten in den negativen Bereichen.
Verhaltensänderung ist eine komplexe Aufgabe; mit Beharrlichkeit, langem Atem, Toleranz gegen sich selbst - nobody is perfect, und gelegentliche Rückfälle sind normal - sowie der Taktik der kleinen Schritte wird es Ihnen gelingen, Ihren Lebensstil allmählich gesundheitsorientiert auszurichten.

1.7 Tips zum Anfangen und Dabeibleiben

Die Schritte der Verhaltensänderung

In vielen Lebensbereichen wie der Verkehrserziehung, Suchtbekämpfung, Umwelterziehung und Gesundheitserziehung ist es das Ziel, negative, risikobehaftete, unerwünschte Verhaltensweisen abzubauen und positive, erwünschte Verhaltensweisen aufzubauen und zu stärken. Dieses schwierige Problem ist ein Schwerpunktthema der psychologischen Forschung, die Modelle entwickelt hat, welche die Schritte beschreiben, die bei der Änderung von Verhaltensgewohnheiten in der Regel durchlaufen werden (vgl. PROCHASKA 1990).

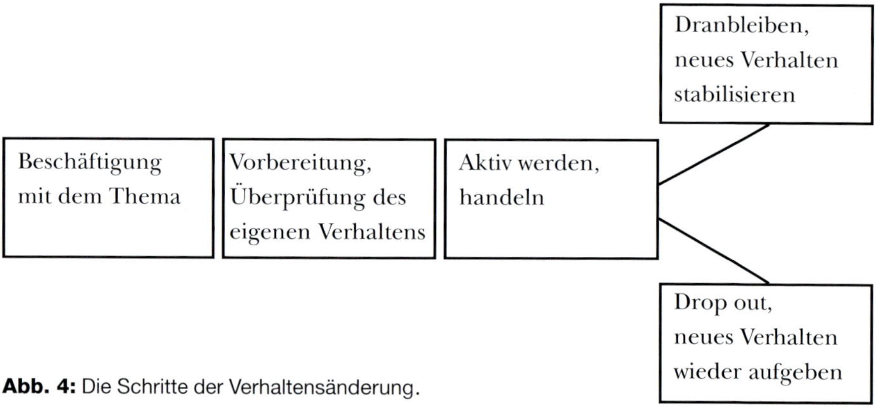
Dranbleiben, neues Verhalten stabilisieren
Beschäftigung mit dem Thema
Vorbereitung, Überprüfung des eigenen Verhaltens
Aktiv werden, handeln
Drop out, neues Verhalten wieder aufgeben

Abb. 4: Die Schritte der Verhaltensänderung.

Diese Stufen der Verhaltensänderung können wie in einer Spirale immer aufs neue durchlaufen werden, d. h. die Phasen der Stabilisierung oder der Aufgabe des neuen Verhaltens können in eine Phase der erneuten Beschäftigung mit dem Thema einmünden. Dies kann entweder zu einer weiteren Festigung des Verhaltens oder zu einem erneuten Fehlschlag führen (z. B. mehrfach gescheiterte Versuche, durch Diäten abzunehmen). In Anlehnung an dieses Modell können wir für den Bereich Gesundheit und Fitness folgende praxisnahe Tips formulieren:

1. Gesundheitsbewußtes Verhalten beginnt im Kopf.
Beschäftigen Sie sich mit dem Thema Gesundheit und Fitness. Entwickeln Sie Interesse für alle Fragen der aktiven Gesundheitsförderung, erwerben Sie Kenntnisse und bilden Sie sich eine eigene Meinung. Lassen Sie ein neues gesundheitsorientiertes Bewußtsein wachsen und gewinnen Sie eine positive Einstellung gegenüber Gesundheit und Fitness. Beobachten Sie Ihre Umgebung und bewerten Sie das beobachtete Risikoverhalten kritisch. Wenn Sie uns als Leser bis hierher gefolgt sind, ist der erste Schritt zur Verhaltensänderung bereits erfolgreich getan.

2. Überprüfen Sie Ihr eigenes Gesundheitsverhalten.
Führen Sie den Lifestyle-Check durch und beurteilen Sie Ihr bisheriges Verhalten. Entscheiden Sie sich erst dann für den Gesundheits- und Fitness-Lebensstil, wenn Sie sich davon angesprochen fühlen und überzeugt sind.

3. Befreien Sie sich aus dem Käfig alter Verhaltensweisen und fangen Sie noch heute mit praktischer, gesundheitsorientierter Lebensweise an. Suchen Sie keine Ausreden mehr und verschieben Sie es nicht. Kein Tag wird günstiger sein als heute. Zögern Sie deshalb nicht länger; heute, jetzt ist der beste Zeitpunkt.

Wählen Sie Aktivitäten, die Ihnen Spaß machen. Wenn Sie nicht gerne laufen, gehen Sie zur Aerobic oder fahren Sie Rad, um Herz und Kreislauf zu trainieren. Mit Trainingsformen, die Ihnen Spaß machen, fällt Ihnen das Training leicht und wird zum Vergnügen.

Trainieren Sie regelmäßig und legen Sie keine langen Trainingspausen ein. Erst die Summation der Effekte vieler Übungseinheiten bringt die gewünsch-

ten dauerhaften Anpassungserscheinungen. Nutzen Sie auch im Alltag alle Möglichkeiten zur Bewegung, werden Sie ein aktiver Mensch.
- Fahren Sie, wann immer möglich, mit dem Fahrrad und nicht mit dem Auto.
- Benutzen Sie immer die Treppen, nie den Aufzug.
- Wechseln Sie im Büro zwischen Sitzen, Stehen und Gehen.
- Führen Sie Ihren Hund selbst „gassi"; erledigen Sie die Gartenarbeit selbst.
- Auf Reisen gehören Sportschuhe und Trainingsanzug immer ins Reisegepäck.

4. Bleiben Sie dran und genießen Sie Ihre Erfolge.
- Setzen Sie sich konkrete, erreichbare, nachprüfbare Nahziele und stellen Sie die nur langfristig erreichbaren Fernziele wie umfassende Gesundheit und Idealgewicht zunächst in den Hintergrund.
- Genießen Sie vor allem die Freude an der Bewegung, den Spaß in der Gruppe, den Stolz und die Zufriedenheit über das durchgeführte Programm und das Wohlbefinden nach dem Training. Diese positiven Emotionen sind viel wichtiger als verbissenes Gesundheitsstreben. Trainieren Sie mit Ihrem Partner und mit Freunden. Die soziale Unterstützung durch nahestehende Personen hat sich als wesentlicher unterstützender Faktor für das „Dabeibleiben" erwiesen.
- Feiern Sie Ihre Erfolge! Sie haben durchgehalten und vier Wochen lang regelmäßig trainiert. Es hat Ihnen Spaß gemacht, und Sie fühlen sich gut. Freuen Sie sich über den Erfolg und genießen Sie das Erfolgserlebnis.
- Seien Sie tolerant mit sich selbst. Versuchen Sie nicht, Gesundheit und Fitness perfekt und total zu erreichen. Bleiben Sie flexibel, realistisch und verzeihen Sie sich kleine, gelegentliche „Sünden".

Vermeiden Sie die typischen Drop-out-Fehler:
Spontane, unvorbereitete Entscheidungen führen häufig zur Aufgabe. Dies gilt auch für unregelmäßigen Trainingsbesuch, das Anstreben unrealistischer Fernziele, zu intensive, lange Trainingsprogramme, überfüllte Trainingsräume, fehlende Trainingspartner und soziale Unterstützung, keine Freude und kein Spaß beim Training (vgl. BOECKH-BEHRENS 1988; BREHM 1994).

1.8 Literatur

ABEL, Th.:
Konzepte und Messung gesundheitsrelevanter Lebensstile.
In: Prävention 15 (1992) 4, 123-128.

ANTONOVSKY, A.:
Health, stress and coping. London/San Francisco 1979.

BOECKH-BEHRENS, W.-U.:
Fit durchs Leben. Krefeld 1988.

BÖS, K.:
Sport und Gesundheit. In: Sportpsychologie (1993) 1, 9-16.

BREHM, W.:
Zum Dabeibleiben motivieren. In: Bodylife (1994) 27, 69-79.

OPASCHOWSKI, H. W.:
Freizeitökonomie. Marketing von Erlebniswelten. Opladen 1993.

PROCHASKA, J.:
Prescribing to the stages and levels of change.
In: Psychotherapy (1990) 28, 463-468.

STARISCHKA, St.:
Sportmotorische Tests für Fitnesstraining.
In: BEUKER, F.: Fitness heute. Erkrath 1993.

WENZEL, C. O., FRANK, J.:
Freizeit, Freizeitbedarf, Freizeitverhalten.
In: Sportstudio und Fitnesscenter 5 (1994) 1/2, 4-8.

Teil II:

Krafttraining

2. Krafttraining

Die zunehmende Automatisation und Technisierung geht in unserer Gesellschaft bei vielen Menschen mit einer Abnahme der körperlichen Aktivität einher. Die Auswirkungen von Bewegungsmangel begünstigen dabei nicht nur degenerative Herz-Kreislauf-Erkrankungen, sie beeinflussen auch unseren Bewegungsapparat negativ. Nicht von ungefähr zählen Rückenschmerzen und Osteoporoseerkrankungen zu den häufigsten orthopädischen Krankheitsbildern. Zum Erhalt und zur Verbesserung der Leistungsfähigkeit und Belastbarkeit des Haltungs- und Bewegungsapparates ist ein gezieltes Krafttraining sinnvoll und notwendig. Dies gilt um so mehr, da die Muskelkraft bereits ab dem 30. Lebensjahr abnimmt. Einen Körper ohne adäquate Bewegungsreize kann man sich wie ein Bein vorstellen, das mehrere Wochen in Gips lag. Die Muskulatur und die Kraft nehmen drastisch ab, die Funktionsfähigkeit ist stark eingeschränkt. Viele Menschen legen ihren Körper über lange Jahre gewissermaßen freiwillig „in Gips", wenn sie ihm neben täglich acht Stunden Schreibtischarbeit zusätzlich durch eine körperlich inaktive Freizeitgestaltung die notwendigen Bewegungs- und Belastungsreize vorenthalten. Tätigkeiten, die früher leicht bewältigt wurden, werden dann plötzlich zur Anstrengung. Die vernachlässigte, geschwächte Muskulatur kann ihre Aufgabe nicht mehr voll erfüllen, und Rückenschmerzen, Verspannungen, Gelenkbeschwerden etc. treten verstärkt auf. Außer gesundheitlichen Vorteilen bietet das Krafttraining aber auch die Möglichkeit der Körperformung durch einen gezielten Muskelaufbau an den gewünschten Körperstellen, der Gewebestraffung und der Fettreduktion. Jeder hat also die Wahl zwischen einem wenig beanspruchbaren und beschwerdeanfälligen oder einem attraktiven, kräftigen und belastbaren Körper.

Die Kraft spielt auch als Basisfähigkeit für viele Sportarten eine besondere Rolle. Neben der Leistungssteigerung liegt die Hauptbedeutung des gesundheitsorientierten Fitness-Krafttrainings bei Sportlern mit ihrem häufig nur auf die Sportart ausgerichteten einseitigen Training vor allem im kompensatorischen Bereich. Ein sinnvoll durchgeführtes Krafttraining dient hierbei dem Ausgleich muskulärer Dysbalancen, dem Schutz und der Stabilisierung der im Leistungssport häufig sehr hoch belasteten Strukturen des Bewegungsapparates wie z. B. Wirbelsäule, Schulter-, Hüft- und Kniegelenk, und somit letztlich auch der Verletzungsprophylaxe und als Vorbeugung gegen vorzeitige Abnutzungserscheinungen.

2.1 Effekte des Krafttrainings

Die Vorteile eines richtig durchgeführten Krafttrainings sind vielfältig. Die Effekte sind abhängig von der Übungsauswahl und -durchführung, der dem Trainingszustand und den Trainingszielen angepaßten Trainingsmethode und der Regelmäßigkeit des Trainings.

Vorteile eines regelmäßigen Krafttrainings	
Präventive Ziele	• Erhalt und Verbesserung der Leistungsfähigkeit und der Belastbarkeit des Stütz- und Bewegungsapparates • Verringerung des Verletzungs- und Verschleißrisikos im Alltag, bei der Arbeit und im Sport • Stabilisierung des passiven Bewegungsapparates - Erhöhung der Festigkeit und Belastbarkeit von Sehnen, Bändern und Knochen • Vorbeugung gegen Rückenbeschwerden, Haltungsschwächen, Osteoporose, arthrotischen Veränderungen, muskulären Dysbalancen, Beschwerden am Bewegungsapparat • Kompensation der Kraftabnahme im Altersgang und einer erhöhten orthopädischen Belastung aufgrund einer Körpergewichtszunahme mit fortschreitendem Alter

Vorteile eines regelmäßigen Krafttrainings	
Rehabilitative Ziele	• Beschleunigung der Rehabilitation nach Verletzungen oder operativen Eingriffen am Bewegungsapparat, z.B. Bandscheibenvorfällen, Knochenbrüchen, Bänderrissen • Verringerung bzw. Vermeidung von Beschwerden und funktionellen Einbußen bei chronisch oder latent auftretenden Beschwerden am Bewegungsapparat wie z.B. Rückenschmerzen und Kniebeschwerden • Rascher Wiederaufbau der Leistungsfähigkeit nach beschwerde- und verletzungsbedingten Ruhepausen
Leistungssteigerung	• Kraftzuwachs - eine gute Kraftfähigkeit ist eine wichtige Grundlage für die meisten Sportarten • Kompensation nicht speziell trainierter Muskelgruppen bei Sportarten mit einseitigen Kraftbeanspruchungen
Körperformung	• Aufbau von Muskelmasse • Profilierung der Muskulatur und Gewebestraffung/ Bodyshaping • Verringerung des Körperfettanteils • Gewichtsreduktion • Bei Untergewicht Steigerung des Körpergewichts durch Muskelzuwachs
Psychische Effekte	• Steigerung des Selbstbewußtseins und Selbstwertgefühls • Entwicklung von Körperbewußtsein und Verbesserung der Körperwahrnehmung

2.2 Fakten zum Krafttraining

1. Ein fitnessorientiertes Krafttraining ist in jedem Alter möglich und sinnvoll.

2. Gerade zu Trainingsbeginn, nach Trainingsunterbrechungen und bei Aufnahme von neuen Übungen in das Trainingsprogramm kommt es im Krafttraining häufig zu Muskelkater (Mikroverletzungen in der Muskelfaser), der nach einigen Tagen wieder ausheilt. Zur Vorbeugung ist ein langsamer Trainingsaufbau und dosierter Belastungsbeginn sowie eine sorgfältige Aufwärmarbeit sinnvoll. Es hat sich z. B. bewährt, den einzelnen Satz (= Serie - aufeinanderfolgende Wiederholungen einer Übung ohne Pause) nicht bis zur letztmöglichen Wiederholung durchzuführen.

3. Kraftverbesserungen sind bei jedem Leistungsniveau auch nach jahrelangem Training möglich. Einsteiger erzielen in den ersten Monaten und Jahren die deutlichsten Leistungssteigerungen.

4. Durch regelmäßiges Training kann die Kraft bis zum 6. Lebensjahrzehnt weitgehend konstant gehalten werden. Ab diesem Zeitpunkt wird zumindest die Geschwindigkeit der Leistungsabnahme verringert, und ein gutes Kraftniveau kann bis ins hohe Alter erhalten bleiben.

5. Eine Kraftarbeit mit geringen Gewichten beim Hanteltraining und an Kraftmaschinen ist häufig leichter und besser dosierbar als kräftigende gymnastische Übungen mit dem eigenen Körpergewicht. Der eigene Körper bedeutet für Einsteiger manchmal eine zu hohe Intensität (z. B. Klimmziehen).

6. Krafttraining ist kein komplettes Fitnesstraining. Mit dem Krafttraining können z. B. keine nennenswerten, gesundheitlich positiven Effekte auf das Herz-Kreislauf-System erzielt werden.

7. Durch Krafttraining kann zwar eine effektive Figurformung erreicht werden, als alleinige Maßnahme zum Fettabbau ist es jedoch nicht optimal. Sinnvoll ist ein ergänzendes Ausdauertraining sowie eine qualitative und quantitative Ernährungsumstellung.

8. Je mehr Muskelmasse bei gleichem Körpergewicht vorhanden ist, desto grö-

ßer ist der Energieverbrauch in Ruhe, da der Ruheumsatz des stoffwechselaktiven Muskelgewebes größer ist als der von Fettgewebe (vgl. Band 2, Kap. Ernährung).

9. Beim Krafttraining kommt es mitunter zu einem enormen Blutdruckanstieg (z.T. über 300 mmHg), zu einer starken Übersäuerung des Muskels (Laktatwerte z.T. über 10 mmol/l, BUSKIES et al. 1994 vgl. Tab. 1) und zu einer gesteigerten Streßhormonausschüttung.

		Maximalwerte		
		Laktat (mmol/l)	Herzfrequenz (l/min)	Blutdruck (mmHg)
		x ± s	x ± s	x ± s
Crunch	Ausbelastung	4.1 ± 0.9	113 ± 14	254 ± 29
	minus 20%	3.4 ± 0.7	103 ± 13	278 ± 12
	p	< 0.001	<0.001	< 0.001
Beinbeugen	Ausbelastung	7.1 ± 1.3	139 ± 15	279 ± 23
	minus 20%	5.2 ± 1.2	122 ± 11	284 ± 18
	p	< 0.001	< 0.001	> 0.05
Lat-Ziehen	Ausbelastung	8.9 ± 1.8	146 ± 18	*
	minus 20%	6.4 ± 1.5	128 ± 16	*
	p	< 0.001	< 0.001	*
Beinpressen	Ausbelastung	12.2 ± 2.8	152 ± 14	284 ± 12
	minus 20%	7.7 ± 2.6	136 ± 14	285 ± 8
	p	< 0.001	< 0.001	> 0.05

	Individuelle Maximalwerte					
	Laktat (mmol/l)		Herzfrequenz (l/min)		Blutdruck (mmHg)	
	♂	♀	♂	♀	♂	♀
Ausbelastung	17.6	16.8	179	168	> 300	> 300
minus 20%	14.1	11.0	164	152	> 300	> 300

Tab.1 : Laktat-, Herzfrequenz- und Blutdruckverhalten bei einem Krafttraining mit Wiederholungszahlen pro Satz bis zur Ausbelastung und Sätzen mit um 20% reduzierter Wiederholungszahl. (* Die Werte konnten aus meßtechnischen Gründen nicht registriert werden.)

Diese physiologischen Reaktionen sind zwar bei Gesunden unbedenklich; bei Personen mit stark degenerativen Herz-Kreislauf-Veränderungen oder Bluthochdruckpatienten (Hypertonikern) können sie jedoch ein Gesundheitsrisiko darstellen. Eine internistische und orthopädische Untersuchung vor Trainingsbeginn jenseits des 30. - 35. Lebensjahres ist daher zumindest für Personen mit Risikofaktoren ratsam. Ein 'sanftes' Krafttraining, in dem die Serienbelastung nicht bis zur letzten möglichen Wiederholung durchgeführt wird, vermindert die kardiovaskuläre und orthopädische Belastung erheblich. Hinzu kommt, daß die Gefahr der Preßatmung deutlich geringer ist. Bei hohen Belastungsintensitäten bzw. bei den letzten Wiederholungen eines Satzes bis zur Ausbelastung - hier verlangen die letzten Wiederholungen eine maximale Kraftanstrengung, weil sie auf einen ermüdeten Muskel treffen - nutzen Trainierende die Preßatmung zur höheren Kraftentwicklung, indem sie sich über die Wirbelsäulen- und Brustkorbstabilisierung zur Verbesserung der Hebelwirkung für die Muskulatur feste Ansätze schaffen. Als Folgen der Preßatmung und der hiermit verbundenen großen Druckerhöhung im Brustraum ist der Blutrückfluß zum Herzen aus den Armen, Beinen und dem Kopfgebiet stark behindert, was dazu führt, daß die Durchblutung des Herzmuskels selbst sowie die Menge Blut, die vom Herzen zur Versorgung des Körpers pro Zeiteinheit ausgepumpt wird (Herzzeitvolumen) bis fast um die Hälfte abnehmen kann (vgl. HOLLMANN et al. 1983). Dies kann insbesondere bei Menschen ab dem 30. Lebensjahr, bei denen zunehmend mit (meist unbekannten) degenerativen Herz-Kreislauf-Veränderungen zu rechnen ist, zu einer erheblichen gesundheitlichen Gefährdung führen (z.B. Herzrhythmusstörungen, Kollapszustände).

2.3 Trainingsmethodik

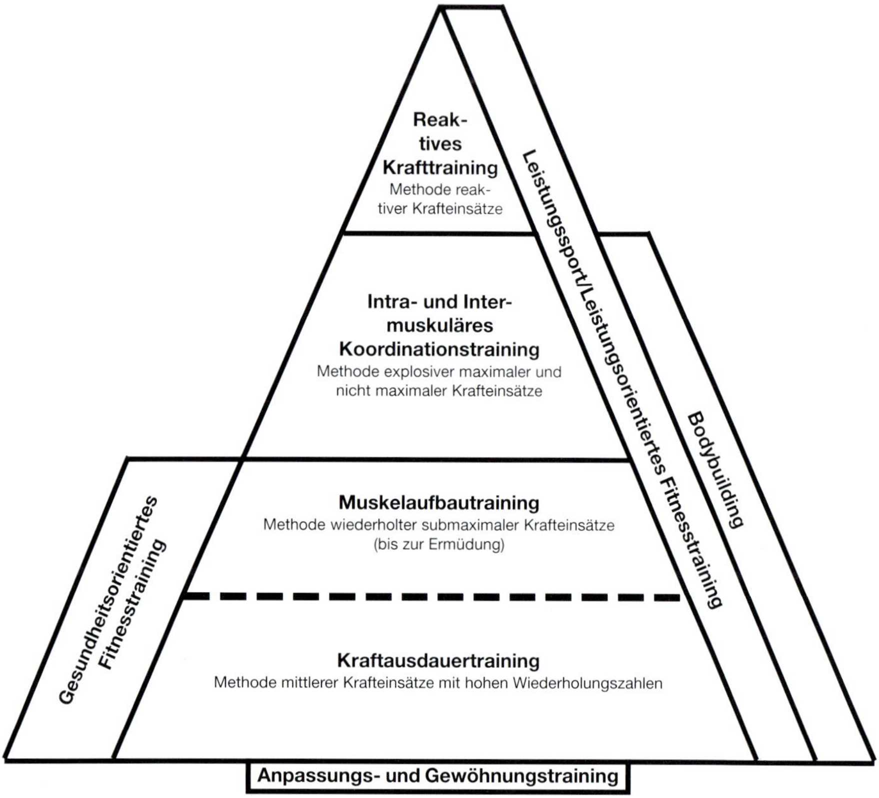

Abb. 5: Überblick über die Methoden des Krafttrainings.

Die Trainingsgestaltung im Krafttraining richtet sich nach den Trainingszielen und den individuellen Voraussetzungen. Die Abb. 5 gibt einen Überblick über die verschiedenen Methoden im Krafttraining, wobei die einzelnen Stufen der Pyramide (Methoden) aufeinander aufbauen. Neueinsteiger bzw. Personen, die lange Zeit kein Krafttraining mehr durchgeführt haben, sollten zu Beginn ein 2 - 4 wöchiges **Anpassungs- oder Gewöhnungstraining** absolvieren. Es ist durch eine sehr geringe Belastungsintensität gekennzeichnet und als Vorbeugung gegen Muskelkater und eine frühzeitige Überbeanspruchung sowie zum Kennenlernen der Geräte, der korrekten Übungsdurchführung und der Verbesserung der intermuskulären Koordination (Zusammenwirken verschiedener Muskeln in einem Bewegungsablauf) gedacht. Um die gesundheitlichen Zielsetzungen, aber auch die Ziele Figurformung und Leistungssteigerung zu erreichen, sind vor allem das **Kraftausdauer- und Muskelaufbautraining** von Bedeutung. Hiermit werden einerseits genügend hohe Reize für die gewünschten Anpassungseffekte gesetzt, andererseits bei korrekter Durchführung eine Gefahr der Überbeanspruchung quasi ausgeschlossen.

Im Bereich des Bodybuildings und Leistungssports bzw. des leistungsorientierten Fitneßtrainings werden in Abhängigkeit von der Sportart, der Trainingsperiode und des individuellen Trainingszustandes auch die Trainingsmethoden der Pyramidenmitte und Pyramidenspitze mit einbezogen. Die Grundlage für diese hoch intensiven Belastungen müssen vorher durch die Methoden der Pyramidenbasis geschaffen werden. Ein Training mit hohen Intensitäten wie im **intramuskulären Koordinationstraining** (Nerv-Muskel-Zusammenspiel in einem einzelnen Muskel innerhalb eines gezielten Bewegungsablaufes) von 85% - 100% bzw. maximale Belastungen, wie sie beim **reaktiven Krafttraining** auftreten (z. B. Tiefsprünge, vgl. Tab. 2), beinhalten ein erhebliches Verletzungs- und Verschleißrisiko und sollten nur Personen vorbehalten bleiben, die schon über Jahre ein Krafttraining durchführen und somit eine gute muskuläre Grundlage aufweisen. Bei diesen gut trainierten Athleten können die genannten Belastungen ohne allzu große Gesundheitsrisiken toleriert werden. Hinzu kommt, daß mit einem solchen Training primär die Maximalkraft und die Schnellkraft trainiert werden, also beides Komponenten, die im gesundheitsorientierten Fitnesstraining von untergeordneter Bedeutung sind.

Ein fitnessorientiertes Krafttraining zielt vor allem auf die Verbesserung der Kraftausdauer und den Aufbau der Muskulatur sowie auf eine Fettreduktion und Körperformung ab. Entsprechend den gewählten Zielen können beim Fitness - Krafttraining Varianten gewählt werden, bei der die Wiederholungszahlen pro Satz bei 15 - 20 und mehr liegen (kraftausdauerorientiert = Variante 1), oder ein Training mit 8 - 15 Wiederholungen bei entsprechend höherem Gewicht (muskelaufbauorientiert = Variante 2). Bei der Variante 1 kommt es zu einem insgesamt strafferen Gewebe und zur Fettreduktion sowie

Basismethode

Bezeichnung der Trainingsmethoden		Methode mittlerer Krafteinsätze mit hohen Wiederholungszahlen	Methode wiederholter subma maler Krafteinsätze bis zur E müdung (Hypertrophiemetho
Intensität	(%) der Kmax	65 % - 30 %	85 % - 65 %
	Bewegungstempo Subj. Empfinden	langsam bis zügig mittel bis schwer	kontinuierlich, langsam bis zü mittel bis schwer
Umfang	(Wh.)	20 - 50 und mehr	4 - 8 / 8 - 12 / 12 - 20
	(Serien)	Je nach Leistungsniveau und Disziplin, ca. 3 - 6	Je nach Leistungsniveau, An ger 1 - 3, Fortgeschrittene 3 - Leistungssportler bis 10
Dichte	Pausenlänge zwischen den Serien	Je nach Leistungsniveau, Disziplin, Trainingsziel und subjektivem Empfinden, ca. 3 - 5 Minuten und länger	Je nach Leistungsniveau, Tra ningsziel, Reihenfolge der Übungen und subjektivem Empfinden, 0 - 2 - 5 Minuten
Trainingshäufigkeit pro Woche		Je nach Leistungsniveau, Disziplin und Trainingsziel, 0 - 4	Je nach Leistungsniveau und Trainingsziel (48 Stunden-Re Anfänger 2, Fortgeschrittene 3 - 4, für spezielle Zwecke au mehr als 4, z. B. Bodybuildin
Art der Übung, des Widerstandes (Beachte auch: Qualität der Übungsausführung und Reihenfolge der Übungen)		Kraftmaschine, Hantel, spezielle Geräte (z. B. isokinet. Schwimmimitations-Kraftgerät), Zusatzgewichte (z. B. Gewichtsweste), Körpergewicht	Kraftmaschine, Hantel, Zusat gewicht (z. B. Sandsack), Körpergewicht
Voraussetzung		I.d.R. gesonderte Trainingseinheit, aber auch nach anderen Trainingsinhalten möglich	I.d.R. gesonderte Trainingsei heit, aber auch nach anderen Trainingsinhalten möglich
Trainingseffekte Vgl. dimensionsanalytische Struktur der Kraftfähigkeiten (BÜHRLE 1989)		Verbesserung: • Ermüdungswiderstandsfähigkeit bei Belastungen mit hoher Kraftkomponente (Kraftausdauer) • Körperformung • Mittlere Zunahme an Muskelmasse	Verbesserung: • Muskelquantität (Absolutkr Maximalkraft, Kraftausdau • Körperformung • Kein positiver, evtl. negativ Effekt auf Explosivkraft und Reaktivkraft
Einsatzgebiet		• Alle Disziplinen, die Kraftausdauerleistungen verlangen • Gesundheitsorientiertes Krafttraining, Fitness • Bodyshaping • Rehabilitation • Kompensatorisches Training, Verletzungsprophylaxe	• In allen Trainingsetappen (schwerpunktmäßig im Gru lagen- und Aufbautraining) • Kompensatorisches Trainin Verletzungsprophylaxe • Bodybuilding, Bodyshaping • Gesundheitsorientiertes Kr training, Fitness • Rehabilitation

Tab. 2: Überblick über die Basismethoden des Krafttrainings.

des Krafttrainings

lethode explosiver nicht maxi-naler Krafteinsätze	Methode explosiver maximaler Krafteinsätze	Methode reaktiver Krafteinsätze
5 % - 30 % und weniger	100 % - 85 %	I.d.R. maximale Intensität
xplosiv	explosiv	explosiv, exzentrisch-konzentrisch
- 8 (-15)	1 - 3 (-7)	5 - 10
e nach Leistungsniveau 3 - 7	Je nach Leistungsniveau ca. 3 - 5 (-15)	Je nach Leistungsniveau ca. 3 und mehr
e nach Leistungsniveau und ubjektivem Empfinden 2 - 8 linuten	Je nach Leistungsniveau und subjektivem Empfinden, ca. 3 - 5 Minuten und länger	Je nach Leistungsniveau und subjektivem Empfinden bis zu 5 Minuten und länger
- 4	Je nach Leistungsniveau und Trainingsperiode 0 - 1 - 3	Je nach Leistungsniveau und Trainingsperiode 0 - 1 - 3
lantel, spezielle Geräte, Kraft-naschine, Körpergewicht, portartspezifische Übungen	Kraftmaschine, Hantel, spezielle Geräte, Körpergewicht	Körpergewicht, ggf. leichte Zusatzlasten (z.B. Gewichtsweste)
n ausgeruhtem Zustand, nach orgfältigem Aufwärmen	In ausgeruhtem Zustand, bei gut entwickeltem Kraftniveau, nach sorgfältigem Aufwärmen	In ausgeruhtem Zustand, bei gut entwickeltem Kraftniveau, nach sorgfältigem Aufwärmen
ngenommene Verbesserung: • Schnelle Kontraktionsfähigkeit im (sportartspezifischen) Bewegungsablauf (intermuskuläre Koordination) Umsetzung der willkürlichen Aktivierungsfähigkeit und der schnellen Kontraktionsfähigfähigkeit in den sportartspezifischen Bewegungsablauf	Verbesserung: • Schnelle Kontraktionsfähigkeit (Schnellkraft) • Willkürliche Aktivierungsfähigkeit (Schnellkraft, Maximalkraft) • Intramuskuläre Koordination • Keine oder nur geringe Zunahme an Muskelmasse	Verbesserung: • Reaktive Spannungsfähigkeit Schneller Dehnungs-Verkürzungszyklus, t < 250 ms (Reaktivkraft) • Insbesondere Sprungkraft bei reaktivem Bewegungsverhalten • Keine oder nur geringe Zunahme an Muskelmasse
Schwerpunktmäßig am Ende der Vorbereitungszeit in der Wettkampfperiode Alle Schnellkraftdisziplinen Nicht im gesundheitsorientierten Fitnesstraining, Rehabilitation Kinder und Jugendliche trainieren mit reduzierten Intensitäten (übungsabhängig)	• Schwerpunktmäßig am Ende der Vorbereitungszeit in der Wettkampfperiode • Verringerung des Kraftdefizits (z. B. nach Muskelhypertrophietraining) • Alle Schnellkraftdisziplinen • Nicht im gesundheitsorientierten Fitnesstraining, Kinder- und Jugendtraining, Rehabilitation	• Z. T. ganzjährig, schwerpunktmäßig am Ende der Vorbereitungsperiode und in der Wettkampfperiode • Alle Disziplinen, die reaktive Schnellkraftleistungen verlangen (z. B. Hochsprung, Sprint, Weitsprung, ...) • Nicht im gesundheitsorientierten Fitnesstraining, Rehabilitation

zu einer Verbesserung der Kraftausdauer mit nur geringen Effekten auf die Maximalkraft und mittleren Effekten auf das Muskeldickenwachstum (Hypertrophie). Bei der Variante 2 steht der Aufbau der Muskelmasse bei gleichzeitiger Verbesserung der maximalen Kraftleistung und der Kraftausdauer im Vordergrund. Aufgrund der geringeren Wiederholungszahl bei der Variante 2 wird hier mit einer höheren Belastungsintensität trainiert.

Gesundheitsorientiertes Fitness-Krafttraining		
Belastungs-dosierung	Variante 1 (kraftausdauerorientiert)	Variante 2 (muskelaufbauorientiert)
Wiederholungen/ Intensität	15 - 20 und mehr (nicht bis zur letzten möglichen Wiederholung pro Satz notwendig)	8 - 15 (nicht bis zur letzten möglichen Wiederholung pro Satz notwendig)
Sätze (Serien)	Anfänger: 2 - 3 Fortgeschrittene: 3 - 5	Fortgeschrittene: 3 - 5
Pause	nach subjektivem Empfinden (1 - 5 Minuten)	nach subjektivem Empfinden (1 - 5 Minuten)
Bewegungsausführung/ Krafteinsatz	• technisch korrekt • kontinuierlich, ruhig • regelmäßige Atmung	• technisch korrekt • kontinuierlich, ruhig • regelmäßige Atmung
Trainings-häufigkeit	mindestens 1x pro Woche	mindestens 2x pro Woche
Trainingseffekte	• Verbesserung der Kraftausdauer • Muskelaufbau/Zunahme der Muskelmasse (geringer) • Körperformung • Fettabbau (stärker)	• Verbesserung der Maximalkraft • Verbesserung der Kraftausdauer • Muskelaufbau/Zunahme der Muskelmasse (stärker) • Körperformung • Fettabbau (geringer)

Tab. 3: Belastungsdosierung im gesundheitsorientierten Fitness-Krafttraining.

Hinweise zur Durchführung des Krafttrainings

1. Im gesundheitsorientierten Fitnesstraining wird der einzelne Satz nicht bis zur Erschöpfung durchgeführt, d. h. nicht bis zur maximal möglichen Wiederholungszahl („sanftes" Krafttraining). Neuere Untersuchungen haben gezeigt, daß es für eine gute Kraftentwicklung ausreicht, den Satz zu beenden, bevor der Muskel vollständig erschöpft ist. Das subjektive Anstrengungsempfinden am Ende des Satzes sollte „mittel bis schwer", aber nicht „sehr schwer" sein (vgl. BUSKIES et al. 1994). Die orthopädische Beanspruchung und die Gefahr der Preßatmung (vgl. Fakten zum Krafttraining) sind dabei deutlich verringert, der Muskel übersäuert weniger, und eine ausreichende Kraftentwicklung vor allem im Bereich der Kraftausdauer ist dennoch gegeben.

2. Anfänger führen 2 - 3 Sätze mit 15 - 20 Wiederholungen bei 6 - 8 Übungen durch (Allround - Programm), Fortgeschrittene absolvieren 3 - 5 Sätze pro Übung, wobei die Wiederholungszahl je nach Trainingsziel in einem Bereich der Varianten 1 und 2 des Fitness - Krafttrainings liegt.

3. Die Pausenzeiten zwischen den Sätzen und einzelnen Übungen richten sich nach dem individuellen subjektiven Belastungsempfinden (ca. 1 - 5 Minuten). Es ist zeitsparend, eine Kombination von 2 - 3 Übungen im Wechsel mit unterschiedlicher muskulärer Beanspruchung, z. B. Bauch- und Beinübungen, abwechselnd durchzuführen, da hierbei nur minimale Pausen notwendig sind.

4. Die Reihenfolge der Übungen kann frei gewählt werden.

5. Die Übungen sollen ruhig und mit korrekter Bewegungsausführung absolviert werden. Die Muskelspannung soll kontinuierlich während der gesamten Übung im überwindenden (konzentrischen) und nachgebenden (exzentrischen) Teil der Bewegung aufrechterhalten werden. Wichtig ist ein kontrolliertes, langsames Heben und Senken des Gewichts.

6. Es ist wichtig, während der Übungsausführung regelmäßig weiterzuatmen, beim Heben des Gewichts (konzentrische Phase) auszuatmen und Preßatmung zu vermeiden.

7. Krafttraining und Dehntraining gehören zusammen. Um die Dehnfähigkeit

(Elastizität) der Muskulatur zu erhalten und Kontraktionsrückstände zu vermeiden, sollten die beanspruchten Muskelgruppen vor, während und/oder nach dem Krafttraining gedehnt werden.

8. Gleichförmiges Training länger als 3 bis 4 Monate dient zwar der Krafterhaltung, führt aber zu keiner weiteren Leistungsverbesserung. Um eine kontinuierliche Leistungssteigerung zu gewährleisten, müssen die Gewichte (die Belastungsintensität) dem jeweils aktuellen Trainingszustand angepaßt werden. Weitere Steigerungs- bzw. Variationsmöglichkeiten sind die Erhöhung der Satzzahl bzw. der Trainingseinheiten, ein Wechsel der Übungen bzw. eine Intensivierung des einzelnen Satzes (vgl. Trainingshinweise für das Fortgeschrittenentraining).

9. Regelmäßiges Training (mindestens einmal pro Woche).

10. Bei geringer Trainingshäufigkeit (z.B. 1-2mal pro Woche) bietet sich die Durchführung eines 'Allround'-Programms an (vgl. S. 94), das alle großen Muskelgruppen des Körpers berücksichtigt.

11. Es ist sinnvoll, ein Training nach Trainingsplan durchzuführen und in einem Trainingstagebuch zu dokumentieren (vgl. S. 95), einerseits um eine feste Trainingsvorgabe zu haben und die Leistungsentwicklung zu dokumentieren, andererseits als Motivationshilfe.

Training für Fortgeschrittene

Krafttrainierte können je nach Trainingsziel durchaus auch ein intensiveres Training nach leistungssportlichen Prinzipien des Bodybuildings durchführen. Die Methodenvarianten basieren auf Erfahrungen des Leistungsbodybuildings (vgl. englische Bezeichnungen nach J. WEIDER). Voraussetzung sind ein gesundes Herz-Kreislauf-System und ein intakter, beschwerdefreier Bewegungsapparat. Ein derart durchgeführtes Training weist aus gesundheitlicher Sicht jedoch auch Gefahrenmomente auf wie z.B. sehr hohe Blutdruckspitzen, hohe Laktatwerte, Preßatmung und eine starke orthopädische Beanspruchung.

Trainingshinweise und Methodenvarianten für Fortgeschrittene

1. Beachten Sie weiterhin die auch für Anfänger geltenden Richtlinien (vgl. Hinweise zur Durchführung des Krafttrainings).

   - Sorgfältiges Aufwärmen
   - Technisch korrekte Bewegungsausführung
   - Nutzen des gesamten Bewegungsumfanges
   - Korrekte Atemtechnik (keine Preßatmung)
   - Muskelspannung kontinuierlich aufrechterhalten (continuous tension), vor allem auch in den Umkehrpunkten der Bewegung
   - Regelmäßiges Training
   - Kontinuierliche Belastungssteigerung entsprechend dem aktuellen Kraftniveau, um Leistungsstagnation zu vermeiden (overload principle)

2. Die Intensität des jeweiligen Satzes können Sie mittels folgender Prinzipien wahlweise oder in Kombination erhöhen:

   - Beenden Sie den Satz erst, wenn der Muskel erschöpft ist, d.h. wenn keine weitere Wiederholung mehr möglich ist.
   - Bei Ermüdung am Ende eines Satzes - wenn keine weitere Wiederholung mehr möglich ist - können Sie den Muskel noch intensiver belasten, indem Sie den Widerstand durch Eigen- oder Partnerhilfe verringern. Der Übende selbst oder der Partner unterstützen das Heben des Gewichts gerade soviel, daß zusätzliche Wiederholungen möglich werden.

     * Einarmiger Bizepscurl mit der Kurzhantel - der ermüdete Arm wird mit der freien Hand unterstützt, um weitere Wiederholungen zu ermöglichen.
     * Dosierte Unterstützung z.B. beim Klimmziehen oder Stützbeugen durch den Einsatz der Beinmuskulatur
     * Einsatz der Schulter- und Armmuskulatur sowie des freien Beines zur Unterstützung der Einbeinkniebeuge

* Abfälschen der Bewegung (cheating = mogeln), indem z. B. der schwierigste Punkt einer Bewegung schwunghaft überwunden wird (korrekte Technik beibehalten).
* Der Partner hilft z. B. beim Bankdrücken oder Nackendrücken durch Zug in der Mitte der Hantelstange (forced repetition).
* Zwei Partner ziehen gleichzeitig Gewichtsscheiben von der Langhantel ab, z.B. beim Bankdrücken (stripping principle).
* Verwendung leichterer Gewichte.
  Sobald mit dem Anfangsgewicht keine Wiederholung mehr möglich ist, werden zusätzliche Wiederholungen mit leichteren Gewichten, z. B. leichtere Kurzhanteln oder leichtere Gewichte an Kraftmaschinen, absolviert.

• Intensivierung der einzelnen Wiederholung durch zusätzliche maximale isometrische Muskelspannung für 2 bis 3 Sekunden in der Endphase der Bewegung (= peak contraction).
• Kombination aus Partnerunterstützung über den 'toten Punkt' und Reduktion des Trainingsgewichts.
• Durchführung von Teilbewegungen, wenn keine ganze Bewegungsamplitude mehr möglich ist (= burns).

3. Intensivieren Sie das Training für einzelne Muskelgruppen durch mehrere Sätze.
   • Training eines Muskels (Agonist) und seines Gegenspielers (Antagonist) ohne Pause (= Supersatz).
   Ein Belastungswechsel von Muskeln mit entgegengesetzter Funktion (z.B. Beinstrecker und Beinbeuger) führt zu einer intensiveren Durchblutung des beanspruchten Körperteils (= flushing) und zu einem starken Aufpumpeffekt.
   • Durchführung mehrerer Sätze für eine Muskelgruppe ohne oder mit minimalen Pausen in Folge. Es gibt für das Training einer Muskelgruppe mehrere sinnvolle Übungen, z.B. für die Brustmuskulatur die Übungen Bankdrücken, Butterfly und Flys. Die Übungen belasten immer den gleichen Muskel, wenn auch mit unterschiedlicher Betonung einzelner Muskelanteile. Eine Steigerung der Intensität ist über die Erhöhung der Anzahl der Übungen und der Sätze möglich.

4. Nutzen Sie die Trainingszeit effektiv aus. Trainieren Sie die wichtigste Muskelgruppe zuerst (= priority training), wenn Sie noch frisch sind, und nutzen Sie die notwendigen Pausen zwischen den Sätzen zur Durchführung zusätzlicher Übungen. So kann beispielsweise zwischen zwei Sätzen für die Beinpresse eine Bauchmuskelübung eingeschoben werden.

5. Trainieren Sie bei mehreren Trainingseinheiten pro Woche nach dem Splitting Prinzip. Anfänger können in einer Trainingseinheit mit einem Umfang von 15 bis 20 Sätzen alle Muskelgruppen des Körpers trainieren, weil sie nur zwei bis drei Sätze pro Muskelgruppe absolvieren. Fortgeschrittene benötigen mehrere Übungen und Sätze pro Muskelgruppe, um weitere Leistungssteigerungen zu erzielen. Es ist jedoch auch für erfahrene Athleten nicht sinnvoll, die Trainingseinheit wesentlich länger als 90 Minuten auszudehnen und die Anzahl der Sätze über 25 bis 30 zu erhöhen. Aufgrund dieser Tatsachen ist es notwendig, einen Teil der Muskulatur in einer Trainingseinheit und den anderen Teil in einer anderen Trainingseinheit zu trainieren. Bei vier Trainingseinheiten pro Woche können der Oberkörper und die untere Extremität je zweimal schwerpunktmäßig trainiert werden (= Einfach - Splitting), bei sechs Trainingseinheiten wöchentlich je dreimal. Der Körper kann aber auch in drei Teile unterteilt werden, die jeweils im Wechsel beansprucht werden (= Doppel - Splitting). Durch das Splitting - System kann einerseits ein größerer Umfang pro Muskelgruppe in der Trainingseinheit absolviert werden, andererseits sind längere Pausen für den Muskel bis zur nächsten Beanspruchung gegeben.

6. Verändern Sie Ihr Trainingsprogramm spätestens alle 3 Monate durch Veränderung z.B. von Übungsauswahl, Ausgangsstellung, Wiederholungs- und / oder Satzzahl, Bewegungstempo, Wechsel zwischen intensivem und weniger intensivem Training, denn sonst paßt sich die Muskulatur der Belastung an, und ein weiterer Leistungszuwachs bleibt aus.

7. Beachten Sie die notwendigen Regenerationszeiten. Nach einem intensiven Training für eine Muskelgruppe sollten Sie dem Muskel 2 Tage Erholung bis zur nächsten Kraftbelastung gönnen.

8. Erfahrene Athleten trainieren im wesentlichen nach Gefühl, da sie sensibel für die Signale des Körpers sind (= instinctive principle, Individualisierung des Trainings).

Vorsicht

Die Ausrichtung des Trainings nach den Grundsätzen für Fortgeschrittene bedeutet in jedem Fall eine enorme Intensivierung der Belastung. Hohe Gewichte, viele Sätze, intensive Wiederholungen und kurze Pausen erhöhen das Verletzungsrisiko. Wenn Sie zu schnell zu viel wollen, sind häufig Übertraining und Verletzung die Folge. Schaffen Sie sich deshalb erst eine solide Basis durch systematisches und regelmäßiges Training unter Berücksichtigung der Grundsätze für Anfänger und weniger Fortgeschrittene. Anschließend können Sie langsam und schrittweise einzelne der Fortgeschrittenenprinzipien in Ihre Trainingsgestaltung integrieren. Ein Training nach den Fortgeschrittenenprinzipien ist für den gesundheitsorientierten Fitness-Sportler allerdings nicht notwendig.

2.4 Muskelgruppenspezifische Kraftübungen

2.4.1 Bauchmuskulatur

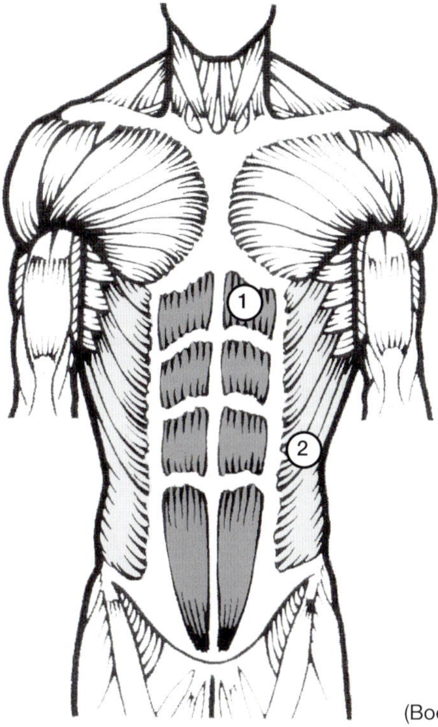

(Boeckh-Behrens 1988)

Die Bauch- und Rückenmuskulatur bildet das muskuläre Korsett des Menschen. Ihre Kräftigung ist somit von besonderer Bedeutung. Zu den wichtigsten Bauchmuskeln gehören der [1] gerade Bauchmuskel (M. rectus abdominis; Hauptfunktion: Einrollen des Rumpfes und Beckenaufrichtung) und die [2] äußere und [*] innere schräge Bauchmuskulatur (M. obliquus externus und internus abdominis; Hauptfunktion: Seitbeuge, Rotation, Einrollen des Rumpfes).

[*] liegt unterhalb der äußeren schrägen Bauchmuskulatur, auf der Abbildung nicht sichtbar

Übungen zur Kräftigun

Nr.	Übung	
1	Gerader Crunch	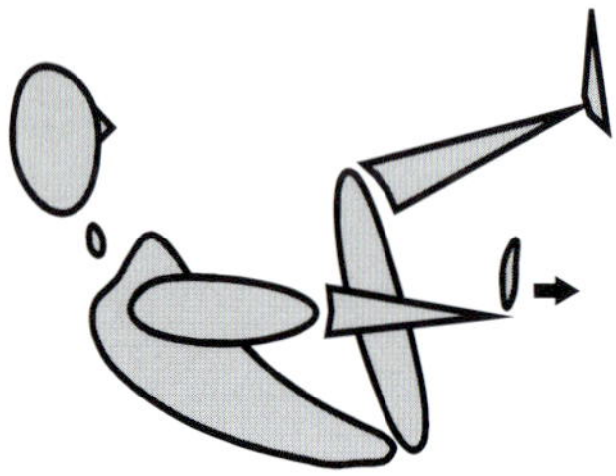
2	Total Crunch	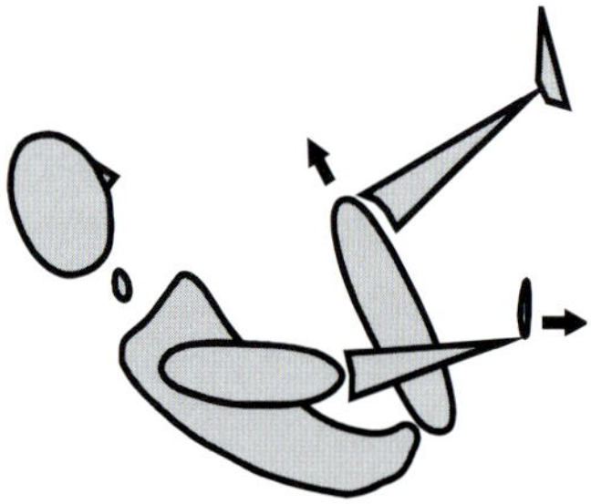
3	Twisted Crunch	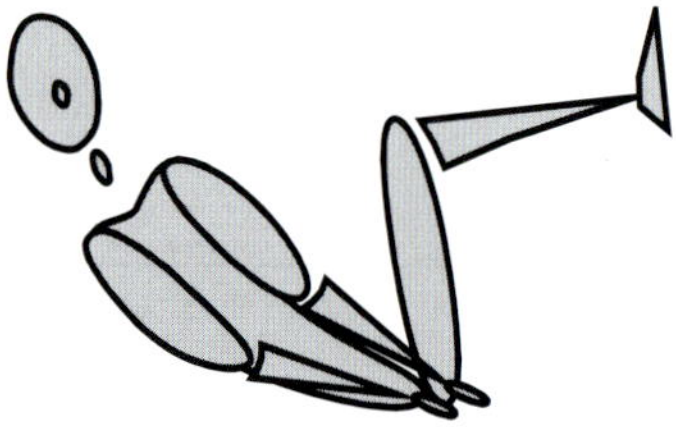
4	Crunch mit Fersendruck	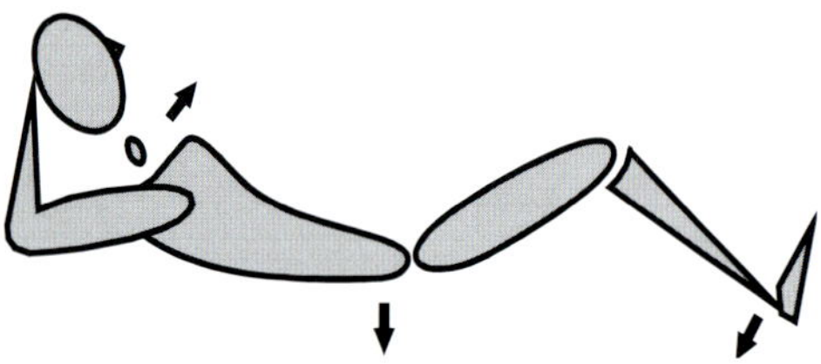

er Bauchmuskulatur

›rimär beanspruchte Muskeln	Bemerkungen
Gerade Bauchmuskulatur (M. rectus abdominis) Schräge Bauchmuskulatur (M. obliquus externus abdominis) (M. obliquus internus abdominis)	• Wichtigste Übung für die gesamte Bauchmuskulatur • Kopf und Schulter vom Boden abheben und imaginäre Wand mit den Händen wegschieben • Kleine Bewegungsamplitude • Beim Hochgehen des Oberkörpers ausatmen • Lendenwirbelsäule bleibt am Boden • **Variationen:** Verschiedene Ausgangsstellungen und Armhaltungen
Gerade Bauchmuskulatur (M. rectus abdominis) Schräge Bauchmuskulatur (M. obliquus externus abdominis) (M. obliquus internus abdominis)	• Rückenlage - Knie 1 - 2 cm nach oben - hinten heben und halten - aus dieser Ausgangsstellung einen normalen Crunch durchführen • Sehr effektiv zur Kräftigung der gesamten Bauchmuskulatur • **Variationen:** Schultern vom Boden nehmen und halten. Knie immer wieder 1 - 2 cm nach oben - hinten bewegen
Gerade Bauchmuskulatur (M. rectus abdominis) Schräge Bauchmuskulatur (M. obliquus externus abdominis) (M. obliquus internus abdominis)	• Imaginäre Wand mit beiden Händen zur linken bzw. rechten Seite schieben. • Erste elektromyographische (EMG) Messungen haben gezeigt, daß die Effektivität geringer ist als beim geraden Crunch • **Variationen:** Verschiedene Ausgangsstellungen und Armhaltungen
Gerade Bauchmuskulatur (M. rectus abdominis) Schräge Bauchmuskulatur (M. obliquus externus abdominis) (M. obliquus internus abdominis) Oberschenkelrückseite (Mm. ischiocrurales)	• Zehen hochziehen und Fersen in den Boden nach hinten unten drücken • Hände im Nacken verschränken, Ellbogen nach hinten und Kopf leicht gegen die Hände drücken • Unteren Teil des Rückens gegen den Boden drücken • Kopf und Schulter vom Boden abheben

Übungen zur Kräftigun

Nr.	Übung
5	Crunch an Maschinen 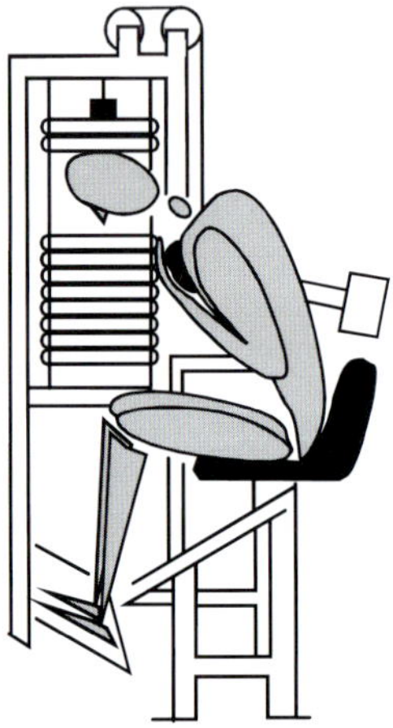
6	"Rücken zum Boden" 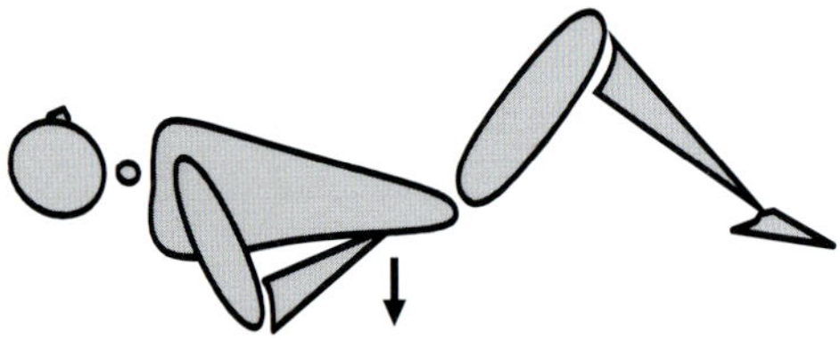
7	"Bodendrücker" 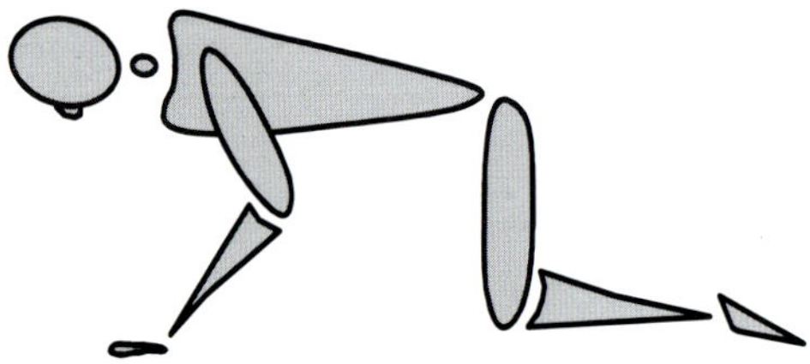

[d]er Bauchmuskulatur

[P]rimär beanspruchte Muskeln	Bemerkungen
Gerade Bauchmuskulatur (M. rectus abdominis) Schräge Bauchmuskulatur (M. obliquus externus abdominis) (M. obliquus internus abdominis) Häufig auch Hüftbeugemuskulatur (u. a. M. iliopsoas)	• Bei falscher Ausführung und Ermüdung ist der Miteinsatz der Hüftbeugemuskulatur wahrscheinlich
Gerade Bauchmuskulatur (M. rectus abdominis) Schräge Bauchmuskulatur (M. obliquus externus abdominis) (M. obliquus internus abdominis)	• Statische Übung • Eine Hand unter die Lendenwirbelsäule legen • Mit der verlängerten Ausatmung die Hand durch Anspannung der Bauchmuskulatur in den Boden drücken • Mit der Einatmung Spannung lösen • Für Personen mit schwächerer Bauchmuskulatur oder Personen, bei denen bei der Durchführung von Bauchmuskelübungen in der Rückenlage mit Heben des Oberkörpers Hals-/Nackenbeschwerden auftreten
Gerade Bauchmuskulatur (M. rectus abdominis) Schräge Bauchmuskulatur (M. obliquus externus abdominis) (M. obliquus internus abdominis)	• Statische Übung • Linkes Knie und rechte Hand in den Boden drücken und umgekehrt oder beide Hände und Knie in den Boden drücken und versuchen, zueinander zu schieben • Regelmäßig atmen • Vor allem für Personen, bei denen bei der Durchführung von Bauchmuskelübungen in der Rückenlage mit Heben des Oberkörpers Hals-/Nackenbeschwerden auftreten

Hinweise zum Training der Bauchmuskulatur

In vielen herkömmlichen unfunktionellen Übungen zur Kräftigung der Bauchmuskulatur wie Klappmesser und Sit ups mit fixierten Beinen wird neben der beabsichtigten Wirkung der Kräftigung der Bauchmuskulatur auch eine starke Aktivierung der Hüftbeugemuskulatur (M. iliopsoas und M. rectus femoris) erzielt.

Crunch

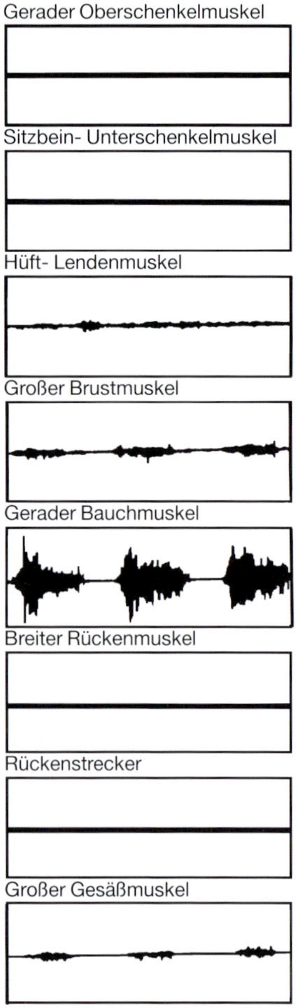

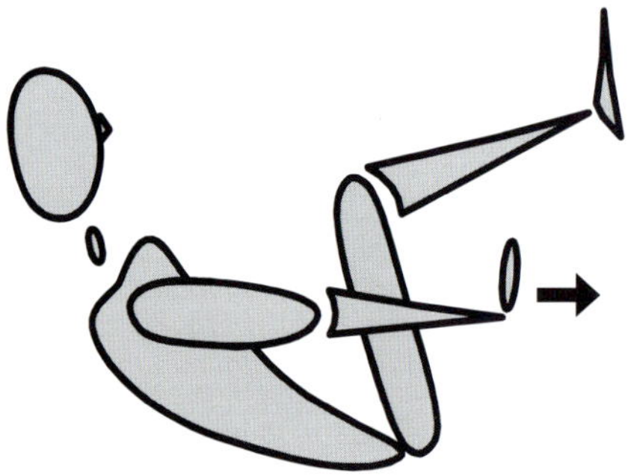

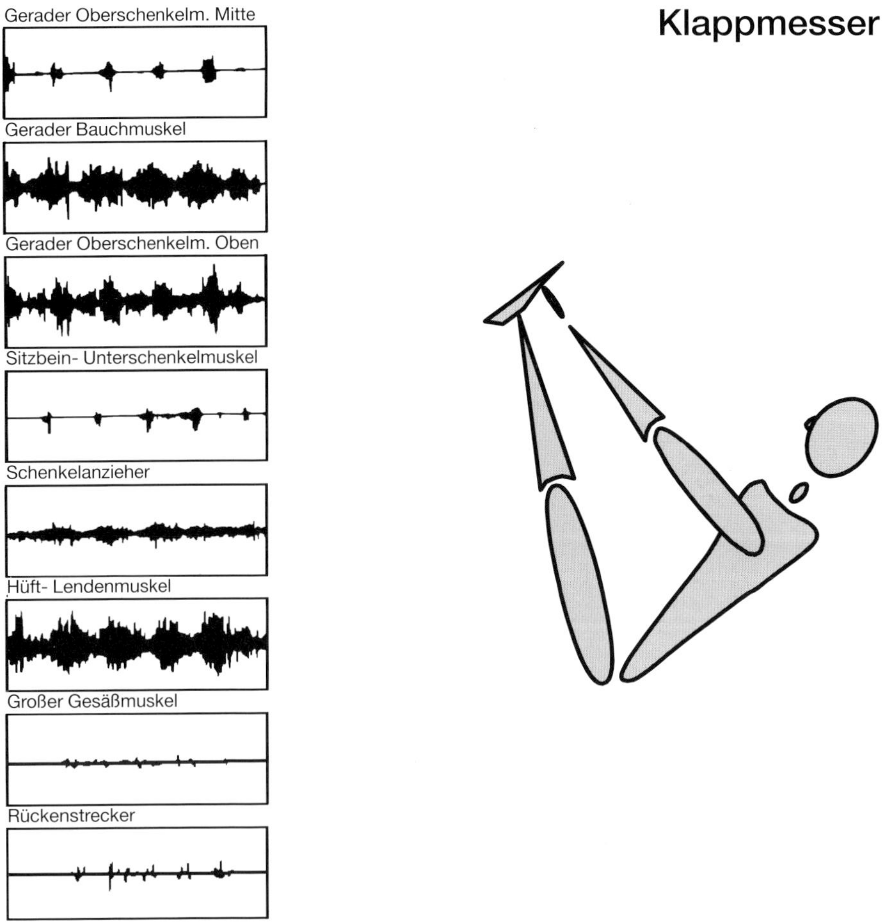

Abb. 6: Elektrische Aktivität (EMG) verschiedener Muskelgruppen bei zwei verschiedenen Bauchmuskelübungen. Die Größe der EMG - Aktivität repräsentiert die Intensität des Muskeleinsatzes. Bei der Übung Crunch (funktionell) zeigt sich eine deutlich höhere Aktivität der Bauchmuskulatur als beim Klappmesser (unfunktionell), wo neben der Bauchmuskulatur vor allem auch noch die Hüftbeuger aktiviert werden (modifiziert nach KUNZ 1988).

Ein Training der Hüftflexoren ist aber für viele Menschen wenig sinnvoll, da die Hüftbeuger ohnehin z. B. durch längeres Sitzen zur Verkürzung neigen und somit vorzugsweise gedehnt werden sollten. Hierzu ein Beispiel: Ein verstärktes Hohlkreuz (Hyperlordosierung in der Lendenwirbelsäule), wie es bei vielen Menschen anzutreffen ist, geht häufig mit einer Verkürzung der Hüftbeuger einher. So hat der M. iliopsoas als stärkster Hüftbeuger seinen Ursprung am unteren Teil der Wirbelsäule (12. Brustwirbel und 1.-4. Lendenwirbel) und an der Innenseite des Darmbeins (vgl. Kap. Beweglichkeitstraining und Rückentraining in Band 3). Eine Verkürzung kann die Beckenkippung und somit die Lendenlordose fördern. Bei einer ohnehin schon verstärkten Lendenlordose würde man sich durch ein Bauchmuskeltraining mit Beteiligung der Hüftbeuger möglicherweise noch stärker in ein Hohlkreuz 'hineintrainieren'.

Die folgenden Hinweise zum Bauchmuskeltraining helfen, eine gezielte Kräftigung zu erreichen und berücksichtigen u. a. die oben gemachten Ausführungen.

Hinweise zum funktionellen Bauchmuskeltraining in Rückenlage

• Es gibt drei Grundpositionen:

a) Rückenlage: Hüftgelenkwinkel ≤ 90° oder Unterschenkel auf einer Bank ablegen.

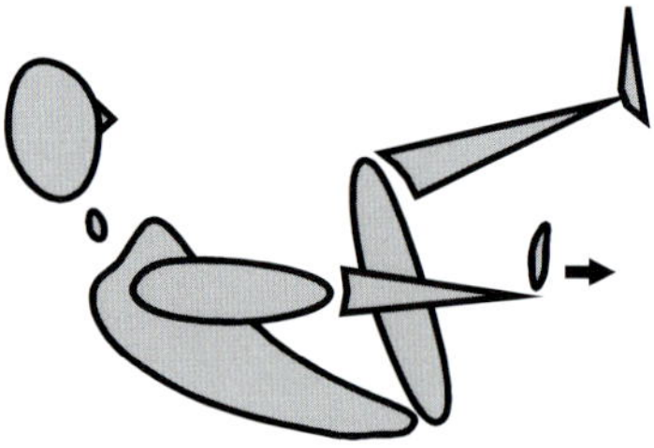

b) Rückenlage: Beine anwinkeln, Füße mit ganzer Sohle auf den Boden stellen.

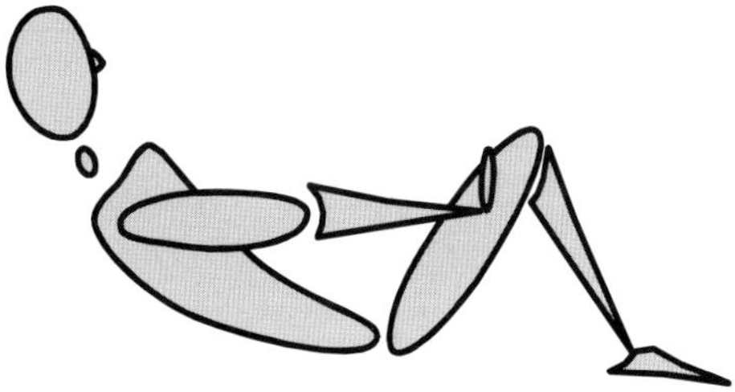

c) Wie 2 - nur ein Bein überschlagen; dies verhindert, daß der untere Rücken vom Boden gelöst wird.

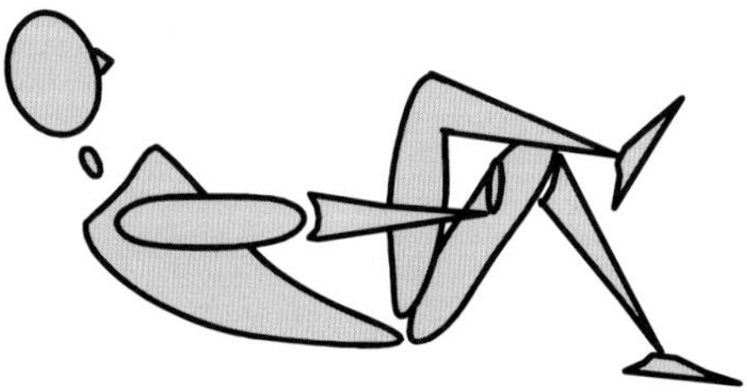

- In der Regel nicht mit fixierten Beinen (sonst Einsatz der Muskulatur der Oberschenkelvorderseite) und nicht mit gestreckten Beinen trainieren (sonst Einsatz der Hüftbeugemuskulatur).
- Keine schwunghafte Übungsausführung - ruhig, konzentriert und kontrolliert trainieren.
- Die Lendenwirbelsäule bleibt am Boden (sonst Einsatz der Hüftbeugemuskulatur).

  Der Punkt, an dem die Lendenwirbelsäule noch gerade am Boden ist, kann selbst sehr leicht durch folgende Übung erfühlt werden: Legen Sie sich auf den Rücken und stellen Sie die Füße ans Gesäß. Dann versuchen Sie, sich Wirbel für Wirbel ganz langsam bis zum Sitz aufzurichten, wobei Sie feststellen werden, daß es einen Punkt in der Bewegung gibt, der nur sehr schwer zu überwinden ist. Gehen Sie beim Training der Bauchmuskulatur nicht über diesen Punkt, dann liegt die Lendenwirbelsäule in der Regel auch noch auf dem Boden.

- Die Hände nicht im Nacken verschränken (gegebenenfalls zu starker Zug an der Halswirbelsäule) bzw. die Ellbogen nach hinten drücken.
- Bei Nackenbeschwerden kann man mit einer Hand am Hinterkopf das Kopfgewicht abstützen (Kopf schwer auf die Hand fallen lassen), wobei der Ellbogen nach hinten gedrückt wird. Eine weitere Möglichkeit wäre, den Hinterkopf leicht gegen die Hände zu drücken. Alternativ können auch Übungen gewählt werden, bei denen das Kopfgewicht keine Rolle spielt (vgl. Programm Übung 6 und 7).
- Die Schultern sollten, wenn möglich, während der Übung nicht auf dem Boden abgelegt werden (continuous tension - ständige Spannung der Bauchmuskulatur).
- Während der Übung sollte regelmäßig weitergeatmet werden - keine Preßatmung. Vor allem Frauen sollten bei der Anspannung der Bauchmuskulatur ausatmen, um den Beckenboden nicht zu überlasten.
- Die Übungswirkung kann durch eine isometrische Zusatzkontraktion (Bauchmuskeln am Bewegungsendpunkt bewußt fest anspannen) verstärkt werden (peak contraction).
- Vor dem Training der Bauchmuskulatur sollte der untere Anteil des Rückenstreckers gedehnt werden.
- Eine Differenzierung der Grundübungen von leicht bis schwer kann über die Armhaltung erfolgen: Nur die Schultern abheben - mit den Händen eine imaginäre Wand wegschieben - die Arme auf der Brust verschränken - die Hände an die Ohren legen - die gestreckten Arme nach hinten oben nehmen (Hände - hoch - Position).

2.4.2 Arm-, Brust- und Schultermuskulatur

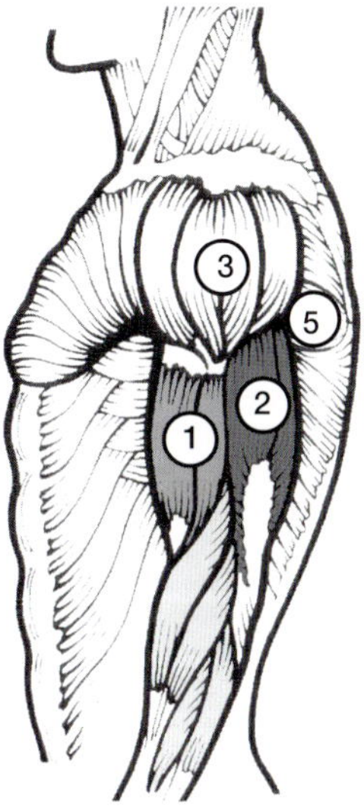

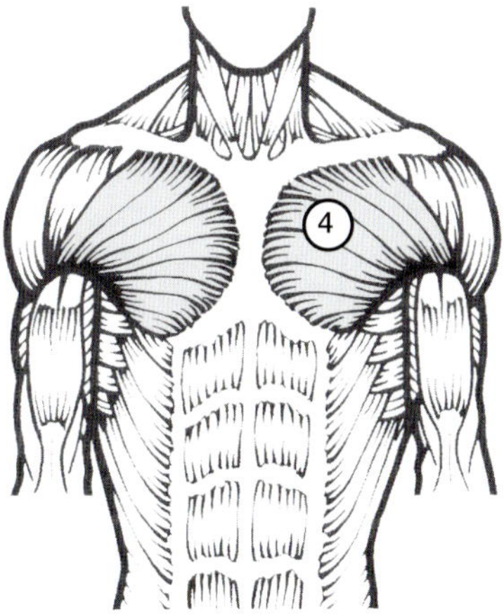

(Boeckh-Behrens 1988)

Die Armmuskulatur ([1] M. biceps brachii-Hauptfunktion Ellbogen beugen und [2] M. triceps brachii-Hauptfunktion: Ellbogen strecken) ist aus gesundheitlicher Sicht weniger bedeutend als beispielsweise die Bauch- und Rückenmuskulatur. So hat aufgrund eines schwachen Biceps brachii sicherlich noch niemand einen Arzt aufgesucht. Darüber hinaus werden z. B. die Armmuskeln bei vielen anderen Übungen (z.B. Rudern, Lat-Ziehen etc.) mittrainiert. Ein Training dieser Muskelgruppen ist natürlich dann sinnvoll, wenn z. B. aus optischen Gesichtspunkten eine Gewebestraffung oder beispielsweise wie im Bodybuilding ein besonders muskulärer Arm angestrebt werden. Aus gesundheitlicher Sicht von Bedeutung ist die Schultergelenksmuskulatur, da das Schultergelenk praktisch keine knöcherne Führung besitzt, sondern muskulär gesichert werden muß. Eine wichtige Rolle spielt dabei z. B. der [3] Deltamuskel (M. deltoideus), der den Arm zur Seite wegführt (Abduktion) und bei den Vor- und Rückbewegungen sowie der Innen- und Außenrotation beteiligt ist. An der Bewegung im Schultergelenk sind als weitere wichtige Muskeln auch der große Brustmuskel ([4] M. pectoralis major - Hauptfunktion: Heranführen des Armes an den Körper, Innenrotation und Vorbringung des Armes) und der breite Rückenmuskel ([5] M. latissimus dorsi - Hauptfunktionen: Zurückführen des Armes, Innenrotation, Senken des erhobenen Armes und Heranziehen des Armes) beteiligt.

Übungen zur Kräftigung d

Nr.	Übung
1	Bankdrücken mit weitem Griff 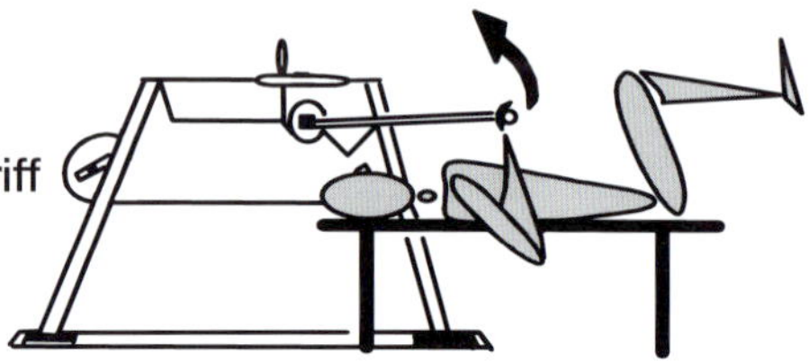
2	Liegestütz 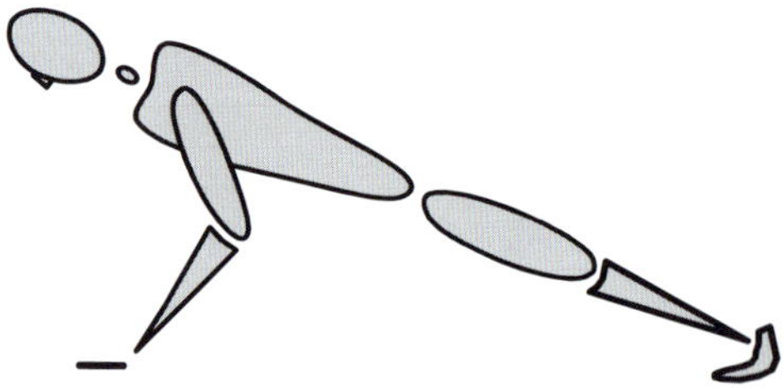
3	Butterfly an Maschinen 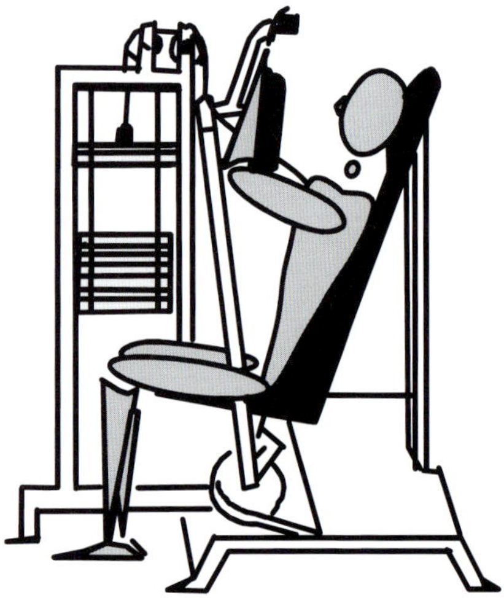

rm-, Brust- und Schultermuskulatur

rimär beanspruchte Muskeln	Bemerkungen
Brustmuskulatur M. pectoralis major) Oberarmrückseite M. triceps brachii) Deltamuskel M. deltoideus)	• Füße erhöht abstellen oder Oberschenkel senkrecht stellen (Entlastung der Lendenwirbelsäule) • Ausatmung mit dem Ausstoßen • **Variationen:** Griffbreite, Bankneigung
Brustmuskulatur M. pectoralis major) Oberarmrückseite M. triceps brachii) Deltamuskel M. deltoideus)	• Anspannung der Rumpfmuskulatur, Körper gerade • Fingerspitzen zeigen leicht nach innen • Ellbogen nicht ganz strecken • **Variationen:** Stützweite (weit, mittel, eng), Knieliegestütz (leichter), mit erhöhten Beinen (schwerer)
Brustmuskulatur M. pectoralis major)	• Aufrechte Sitzhaltung, Rücken gerade • Ausatmung beim Zusammendrücken • Kontrollierte Armrückführung, Überdehnung vermeiden • Nicht mit Schwung arbeiten • **Variationen:** Winkel zwischen Rumpf und Oberarm verändern

Übungen zur Kräftigung d

Nr.	Übung	
4	Flys - Fliegende Bewegungen	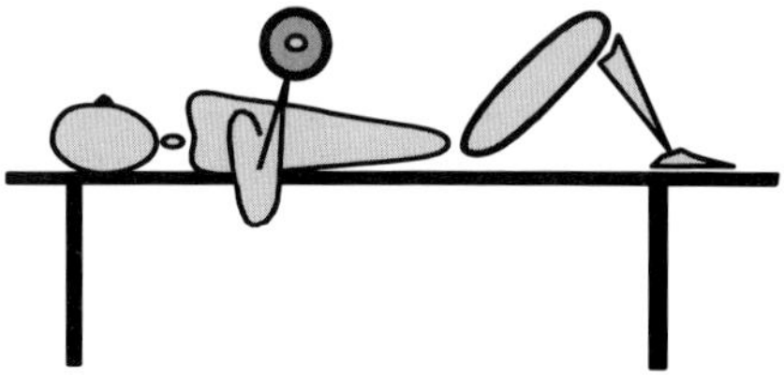
5	Bankdrücken mit engem Griff	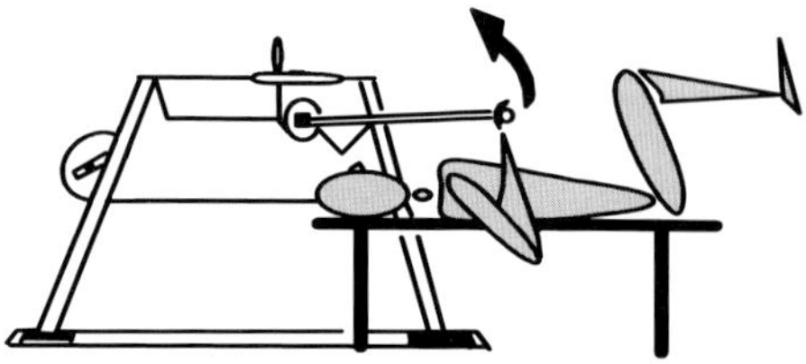
6	Tricepsdrücken an Maschinen	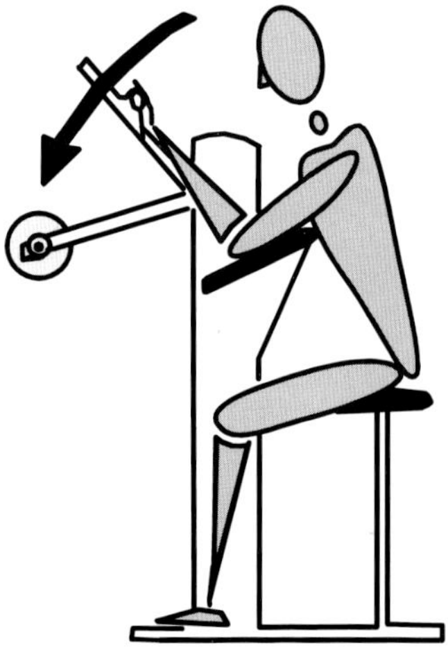

Arm-, Brust- und Schultermuskulatur

Primär beanspruchte Muskeln	Bemerkungen
• Brustmuskulatur (M. pectoralis major) • Oberarmrückseite (M. triceps brachii)	• Rückenlage auf einer Bank/Schrägbank • Beine anheben bzw. Füße erhöht aufstellen • Ellbogen anwinkeln und Hanteln im Kreisbogen nach oben führen • Je nach Bankneigung werden unterschiedliche Anteile des M. pectoralis gekräftigt • **Variationen:** Bankneigung
• Oberarmrückseite (M. triceps brachii)	• Oberschenkel senkrecht stellen/Füße erhöht absetzen • Ausatmung mit der Ausstoßbewegung • **Variationen:** Liegestütz mit engem Stütz, Bankneigung
• Oberarmrückseite (M. triceps brachii)	• Ellbogen an den Körper legen und dort fixieren • Bewegung nur im Ellbogengelenk, keine Mitbewegung von Rumpf und Schultergürtel • Gewicht vor dem Körper nach unten drücken bis die Arme gestreckt sind • Rücken gerade halten • Nicht mit Schwung arbeiten • **Variationen:** Griffhaltung (Ristgriff, Kammgriff)

Übungen zur Kräftigung der

Nr.	Übung	
7	Bicepscurls einarmig mit Kurzhantel	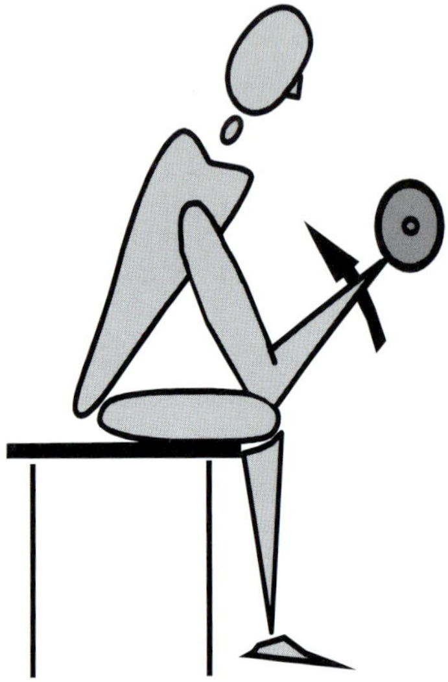
8	Bicepscurls beidarmig an der Maschine	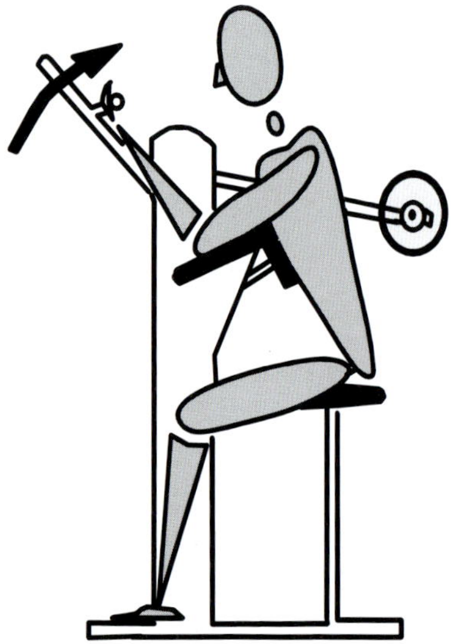

rm-, Brust- und Schultermuskulatur

rimär beanspruchte Muskeln	Bemerkungen
Unterarmbeuger (M. biceps brachii, M. brachialis, M. brachioradialis)	• Sitz auf der Bank, Ellbogen zur Stabilisierung an der Innenseite des Oberschenkels fixieren • Rücken gerade halten • Beim Beugen des Armes zeigt die Handfläche nach oben • Nicht mit Schwung arbeiten • Oberkörper ruhig halten • **Variationen:** Beidarmig mit Kurzhanteln, Langhantel, SZ-Hantel; Griffweite, Griffart
Unterarmbeuger (M. biceps brachii, M. brachialis, M. brachioradialis)	• Gerader Sitz und Anspannung der Rumpfmuskulatur • Nicht mit Schwung arbeiten • Streckbewegung rechtzeitig abbremsen • **Variationen:** Griffweite, Griffart

Übungen zur Kräftigung de

Nr.	Übung
9	Schulterheben mit Kurzhanteln 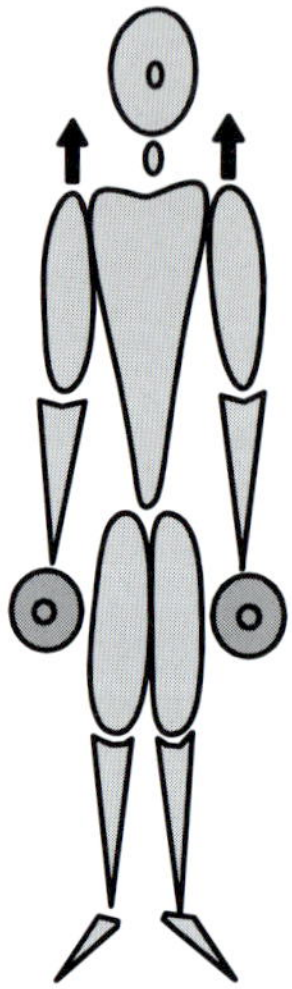
10	Seitheben der Arme mit Kurzhanteln 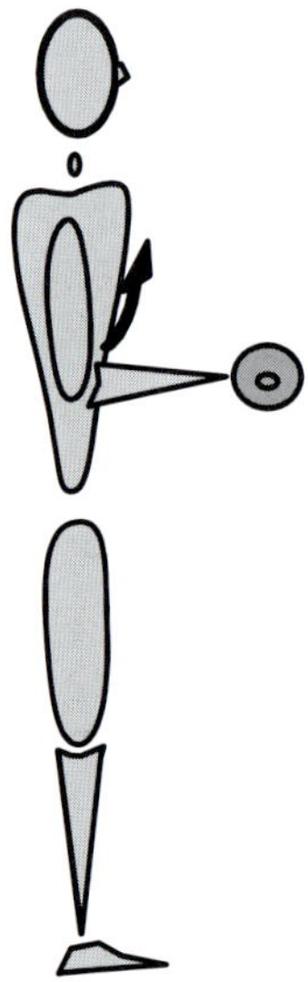

m-, Brust- und Schultermuskulatur

rimär beanspruchte Muskeln	Bemerkungen
Kapuzenmuskel (M. trapezius) Schulterblattheber (M. levator scapulae)	• Schulterbreiter Stand, Knie etwas gebeugt; Bauch- und Gesäßmuskulatur leicht anspannen • Rücken gerade, Blick geradeaus • Schultern ganz hoch ziehen, Arme lang lassen • Beim Hochziehen einatmen • **Variationen:** Schulterkreisen vorwärts, rückwärts
Deltamuskel (M. deltoideus) Kapuzenmuskel (M. trapezius)	• Schulterbreiter Stand; Bauch- und Gesäßmuskulatur leicht anspannen • Rücken gerade, Blick geradeaus • Anheben der gebeugten Arme seitlich bis über Schulterhöhe • Daumen zeigen nach unten • **Variationen:** Daumen und Zeigefinger zeigen nach oben, alternatives Vor - Hoch - Heben der Arme; Ausführung im Sitzen

2.4.3 Bein- und Gesäßmuskulatur

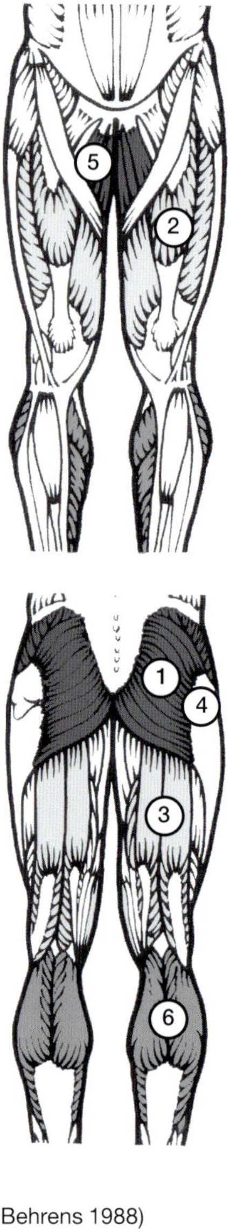

(Boeckh-Behrens 1988)

Eine kräftige Bein- und Gesäßmuskulatur besitzt sowohl unter sportlichen als auch gesundheitlichen Aspekten - z.B. im Hinblick auf die Beckenstellung und die Entlastung des Hüftgelenkes oder die Stabilisierung des Kniegelenkes - eine große Bedeutung. Der große Gesäßmuskel ([1] M. glutaeus maximus) ist hauptsächlich für die Rückführung des Beines sowie die Beckenaufrichtung verantwortlich. Die Hauptaufgabe der Oberschenkelvorderseite ([2] M. quadriceps femoris) liegt in der Kniestreckung bzw. Hüftbeugung (nur M.rectus femoris), die der Oberschenkelrückseite ([3] Mm. ischiocrurales = M. semitendinosus, M. semimembranosus, M. biceps femoris) in der Kniebeugung und Hüftstreckung. Die Abduktorengruppe [4] hebt das Bein zur Seite, die Adduktorengruppe [5] zieht das Bein wieder an den Körper heran.Mit Hilfe der Wadenmuskulatur ([6] M. gastrocnemius, M. soleus) ist es möglich, in den Ballenstand zu gehen.

Tips zum Training der Bein- und Gesäßmuskulatur

1. Bei allen Kniebeugeübungen (einschließlich Beinpresse) muß auf die korrekte Hüft-, Knie-, Fußeinstellung geachtet werden, um Fehlbelastungen zu vermeiden. Hierbei ist es wichtig, daß die Hüft-, Knie- und Fußgelenke eine Linie bilden. Darüber hinaus darf das Kniegelenk nicht nach innen oder außen gekippt werden (X- bzw. O-Beinstellung), weil sich dadurch erhebliche Schwerbelastungen für das Knie ergeben.

Achten Sie auch darauf, immer die ganze Fußsohle zu belasten und beim Beugen der Beine nicht die Fersen anzuheben. Dies bedeutet eine Mehrbelastung für das Kniegelenk.

2. Zur Effektivierung des Trainings der Beinstreckmuskulatur werden häufig Zusatzgewichte eingesetzt. Zusatzlasten bedeuten aber immer auch eine stärkere Beanspruchung und ein erhöhtes Verletzungsrisiko der Wirbelsäule. Bei Übungen mit Gewichten muß deshalb auf die technisch korrekte Ausführung mit geradem Rücken besonderes Augenmerk gelegt werden. Die in den Übungsvorschlägen dargestellte "Einbeinkniebeuge" stellt eine gute Möglichkeit dar, die Beinstreckmuskulatur effektiv zu trainieren ohne den Rücken zu belasten.

3. Die Muskulatur der Oberschenkelvorderseite wird sowohl im Alltag als auch im Sport häufig beansprucht und gekräftigt, die Oberschenkelrückseite dagegen in der Regel vernachlässigt. Dies führt zu einem Kraftungleichgewicht im Bereich der Kniestrecker und -beuger, was Kniebeschwerden (z. B. retropatellare Knorpelschäden) begünstigen kann. Die ischiocrurale Muskulatur muß deshalb gezielt gekräftigt werden. Da sie darüber hinaus auch zur Verkürzung neigt, darf ihre Dehnung ebenfalls nicht vernachlässigt werden. Erfahrungsgemäß werden auch häufig die Abduktoren- und Adduktorengruppe und die vordere Schienbeinmuskulatur vernachlässigt. Die Schienbeinvorderseite trainieren Sie z. B., indem Sie sich auf die Fersen stellen und die Fußspitzen anheben. Diese Übung können Sie durch einbeinige Ausführung und den Stand auf einer Treppenstufe (größere Bewegungsamplitude) intensivieren.

4. Achten Sie bei den Kniebeugeübungen auch darauf, in den Umkehrpunkten der Bewegung die muskuläre Spannung aufrechtzuerhalten. Vermeiden Sie, sich in der tiefen Kniebeugestellung in die Bänder "zu hängen", weil in diesem Fall die Last allein vom passiven Bewegungsapparat (z. B. Bänder) getragen werden muß.

Übungen zur Kräftigung der

Nr.	Übung	
1	Beinpresse	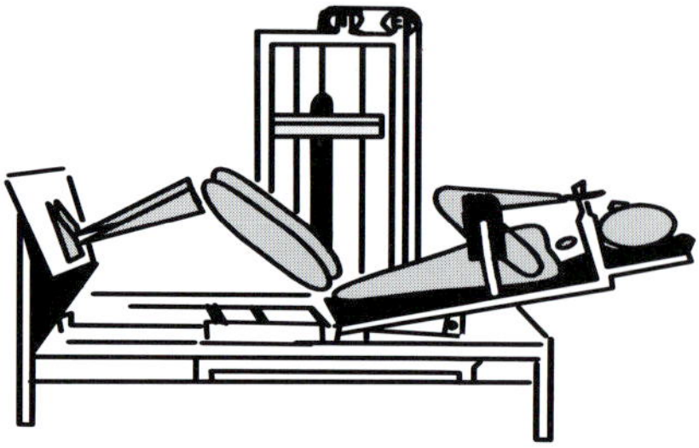
2	Kniebeugen	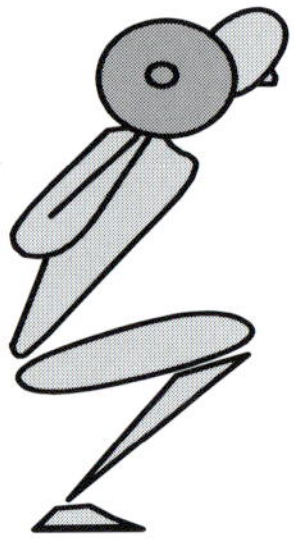
3	Einbeinkniebeugen	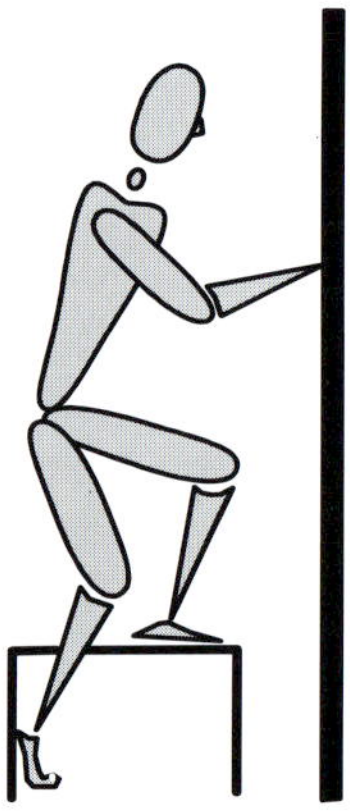

Bein- und Gesäßmuskulatur

Primär beanspruchte Muskeln	Bemerkungen
• Oberschenkelvorderseite (M. quadriceps femoris) • Gesäßmuskulatur (M. glutaeus maximus) • Oberschenkelrückseite (Mm. ischiocrurales)	• Schulterbreite parallele Fußstellung, Knie über den Füßen (Knie - Fußeinstellung) • Rumpfmuskulatur zur Stabilisierung anspannen • **Variationen:** Horizontal, 45° Presse
• Oberschenkelvorderseite (M. quadriceps femoris) • Gesäßmuskulatur (M. glutaeus maximus) • Oberschenkelrückseite (Mm. ischiocrurales)	• Schulterbreite parallele Fußstellung, Knie über den Füßen (Knie - Fußeinstellung) • Blick geradeaus, Rücken gerade • Rumpfmuskulatur zur Stabilisierung anspannen • **Variationen:** Mit und ohne Gewicht, mit reduziertem Gewicht durch Handunterstützung z. B. an der Sprossenwand, unterschiedliche Bewegungsamplitude beim Tiefgehen • Die beidbeinige freie Kniebeuge mit Gewicht ist aus gesundheitlicher Sicht nicht notwendig (Voraussetzung korrekte Technik)
• Oberschenkelvorderseite (M. quadriceps femoris) • Gesäßmuskulatur (M. glutaeus maximus) • Oberschenkelrückseite (Mm. ischiocrurales)	• Einbeiniger Stand auf einer Bank (Hocker, Kasten) • Halt beider Hände sichert das Gleichgewicht und die achsengerechte Ausführung • Tiefes Beugen des Standbeines und leichtes Aufsetzen des Spielbeines, so früh und so lange wie möglich • Kontinuierliche, langsame Einbeinkniebeuge - Halten der Muskelspannung über den gesamten Bewegungsablauf • Standfuß bleibt die gesamte Übungszeit auf der ganzen Sohle • Fuß, Knie und Hüftgelenk auf einer Achse • **Variationen:** Mit Zusatzgewicht, unter erleichterten Bedingungen mit Armunterstützung

Übungen zur Kräftigung der

Nr.	Übung
4	Beinbeugen 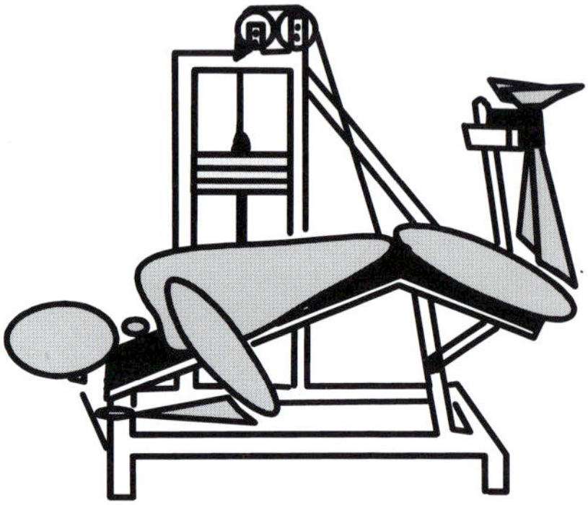
5	Bein heranziehen/ Bein zur Seite heben 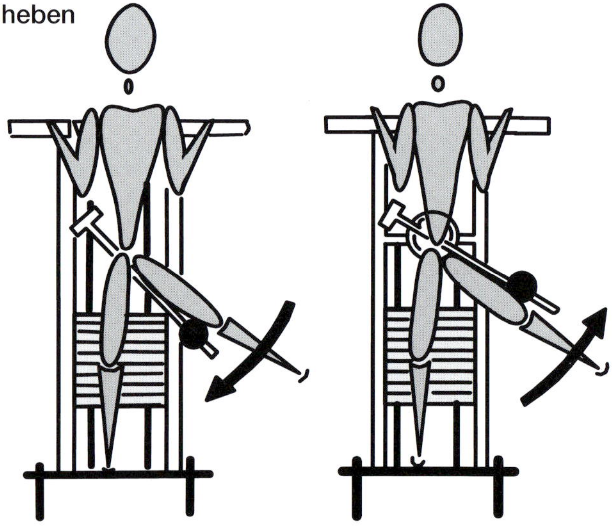

ein- und Gesäßmuskulatur

·imär beanspruchte Muskeln	Bemerkungen
ↄberschenkelrückseite (Mm. ischiocrurales)	• Haltegriffe festhalten, um den Körper zu stabilisieren • Nicht mit Schwung arbeiten • Wichtige Übung als Ausgleich zu der häufig vermehrt belasteten und trainierten Beinstreckmuskulatur • Bei hohen Intensitäten und bei Ermüdung kann ein Hohlkreuz häufig nicht vermieden werden • **Variationen:** Einbeinige Ausführung, wenn es die Maschine ermöglicht, das freie Bein dabei unter den Körper stellen
·dduktorengruppe ·bduktorengruppe	• Polster liegt oberhalb des Kniegelenks • Fußspitze zeigt nach vorne und ist angezogen • Körperspannung halten • Nicht mit Schwung arbeiten • Individuellen Bewegungsumfang nutzen • Muskelspannung konstant aufrechterhalten

Übungen zur Kräftigung der Bei

Nr.	Übung	
1	Ausfallschritt	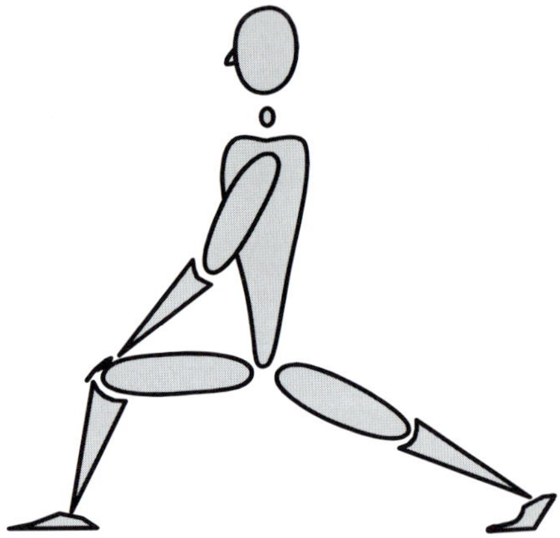
2	"Fersendrücker"	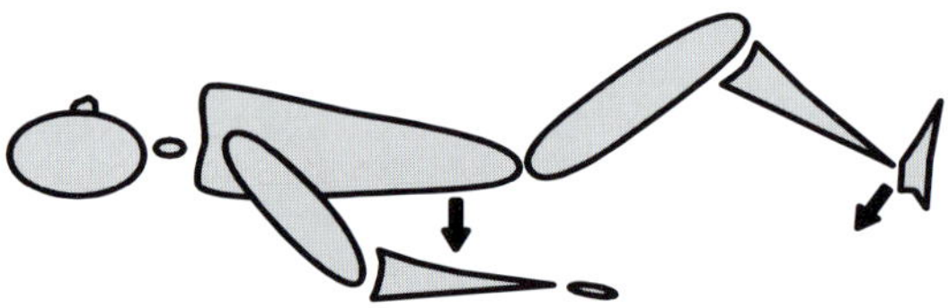
3	Kickback einbeinig	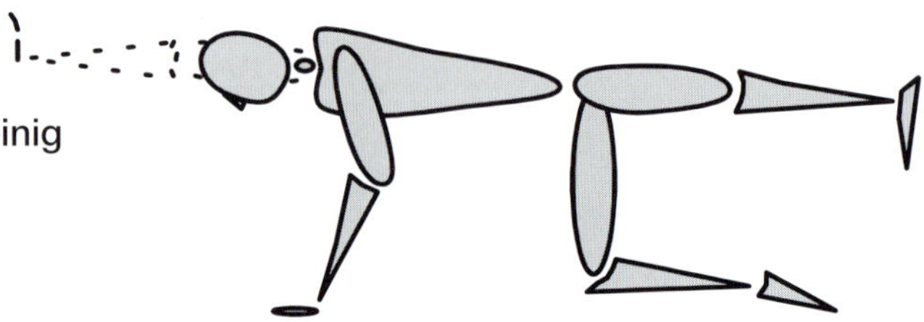

nd Gesäßmuskulatur ohne Gerät

rimär beanspruchte Muskeln	Bemerkungen
)berschenkelvorderseite 'M. quadriceps femoris) Gesäßmuskulatur M. glutaeus maximus))berschenkelrückseite 'Mm. ischiocrurales)	• Nach vorne oder seitlich • Aus dem Stand einen weiten Schritt vorwärts oder seitwärts in die Ausfallschrittposition und wieder zurück in den Stand durch Abdruck des vorderen Beines – ggf. mit den Händen auf dem Oberschenkel abstützen • Kniespitze über dem Fuß (Knie-Fußstellung) • Starke exzentrische Beanspruchung • Oberkörper aufrecht halten • **Variationen:** Schrittweise, Zusatzgewicht
)berschenkelrückseite M. ischiocrurales) Gerade Bauchmuskulatur M. rectus abdominis)	• Rückenlage - Fußspitzen hochziehen - Bauch anspannen und Lendenwirbelsäule auf den Boden drücken • Fersen nach hinten/unten in den Boden drücken • Regelmäßig atmen
Gesäßmuskel M. glutaeus maximus))berschenkelrückseite Mm. ischiocrurales) Jnterer Rücken M. erector spinae pars lumbalis))berer Rücken Mm. rhomboidei, M. trapezius, Λ. erector spinae pars thoracalis)	• Bankstellung, ein Bein waagerecht nach hinten strecken, Fußspitzen angezogen, Ferse nicht höher als Gesäß • Kopf in Verlängerung des Rumpfes, Blick zur Stützhand • **Variationen:** Gegenarm nach vorne strecken - dadurch zusätzlich Kräftigung der Rückenmuskulatur, Partner "erschüttert" das Gleichgewicht der "Statue" durch Antippen/ Ziehen/Drücken in verschiedene Richtungen

Übungen zur Kräftigung der Bein-

Nr.	Übung	
4	"Unterarmklemme"	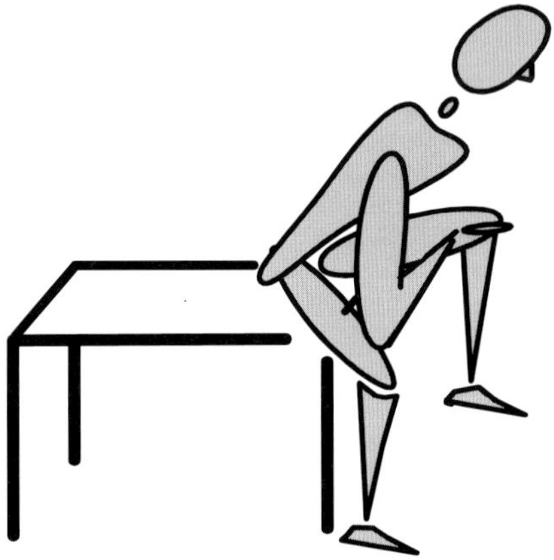
5	Nackenbrücke	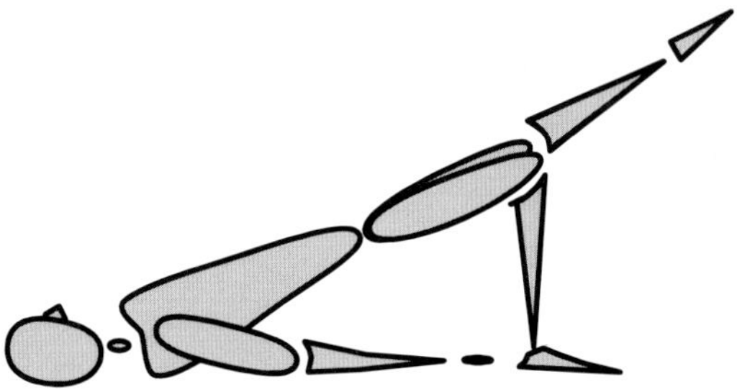
6	"Becken-Lift"	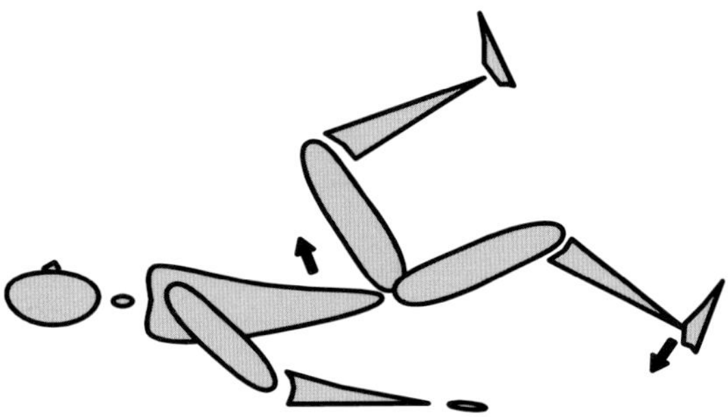

und Gesäßmuskulatur ohne Gerät

Primär beanspruchte Muskeln	Bemerkungen
• Adduktorengruppe	• Sitz - Unterarm zwischen die Knie legen und Knie zusammendrücken • Statische Übung - regelmäßig atmen • Rücken gerade halten
• Großer Gesäßmuskel (M. glutaeus maximus) • Oberschenkelrückseite (Mm. ischiocrurales) • Oberschenkelvorderseite (M. quadriceps femoris)	• Rückenlage, Gesäß abheben bis zur Hüftstreckung • **Variationen:** Ein Bein strecken
• Großer Gesäßmuskel (M. glutaeus maximus) • Oberschenkelrückseite (Mm. ischiocrurales)	• Rückenlage - ein Knie Richtung Brust ziehen • Fuß vom anderen Bein hochziehen und Ferse in den Boden stemmen, so daß sich die Hüfte einige Zentimeter vom Boden abhebt • Becken heben und senken

Übungen zur Kräftigung der Bein

Nr.	Übung	
7	Bein abspreizen	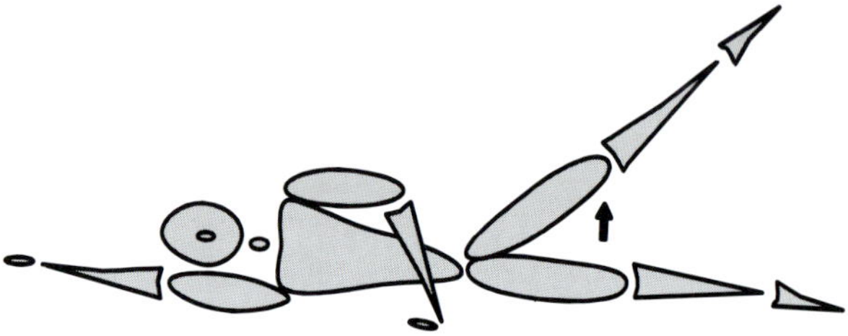
8	Wadenheben	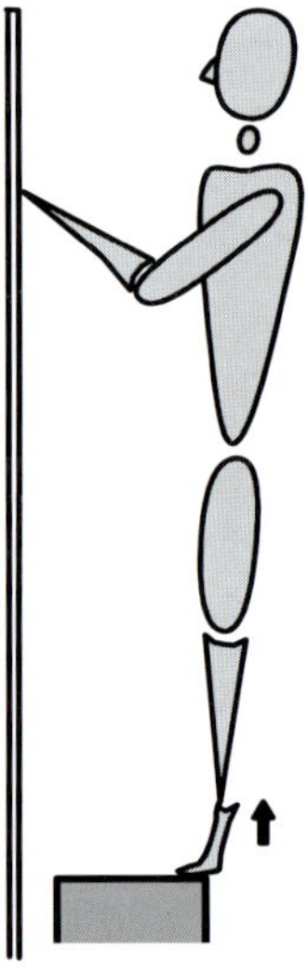

nd Gesäßmuskulatur ohne Gerät

rimär beanspruchte Muskeln	Bemerkungen
Abduktorengruppe	• Seitlage – Hüfte gestreckt • Oben liegendes Bein nach oben abspreizen, Fußspitze anziehen • Bein nicht nach außen drehen, Fußspitze zeigt nach vorne
Wadenmuskulatur (M. gastrocnemius, M. soleus)	• Stand auf einem kleinen Podest oder einer Stufe • Fersen unter die Stufenhöhe absenken • Kniegelenke bleiben gestreckt • Körper senkrecht heben und senken • **Variationen:** beidbeinig, einbeinig, mit Zusatzgewicht, Ballenstand bei jeder Wiederholung 2 - 3 Sek. halten, Fußstellung variieren (Fußspitzen nach innen und außen)

2.4.4 Rückenmuskulatur

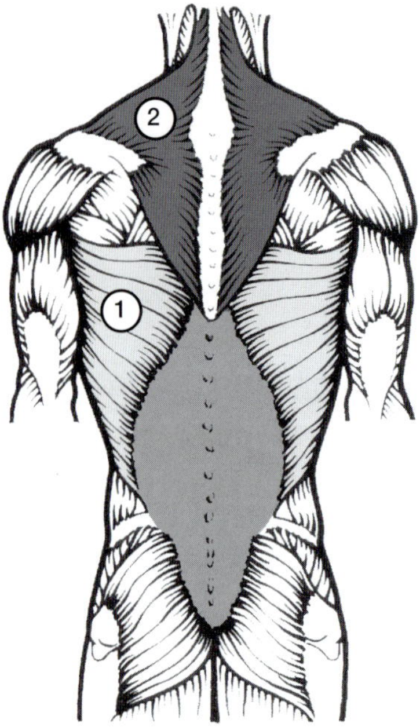

(Boeckh-Behrens 1988)

Der Rückenmuskulatur kommt im Hinblick auf die Stabilisation der Wirbelsäule beim Sport und im Alltag sowie beim Haltungsaufbau eine zentrale Bedeutung zu. Der M. erector spinae ist eine Ansammlung vieler kleinerer und größerer Muskeln, die direkt an der Wirbelsäule liegen und deren gemeinsame Hauptaufgabe die Streckung (Aufrichtung) der Wirbelsäule ist (im Bild nicht sichtbar). Andere wichtige Rückenmuskeln wie z. B. der breite Rückenmuskel ([1] M. latissimus dorsi), der Kapuzenmuskel ([2] M. trapezius) und die Rautenmuskeln (Mm. rhomboidei, im Bild nicht sichtbar) bewegen primär den Schultergürtel und die obere Extremität. Während der M. latissimus dorsi dem Rücken die athletische V-Form ('das Kreuz') verleiht, haben der M. trapezius und die Mm. rhomboidei u. a. die Funktion, die Schulterblätter nach hinten zu ziehen. Sie tragen somit zur aufrechten Körperhaltung bei.

Tips zur Durchführung von Übungen in Bauchlage:

- Stirn auf den Boden legen oder Kopf etwas vom Boden abheben (Kopf nicht in den Nacken nehmen !).
- Hyperlordosierung (verstärktes Hohlkreuz) im Lendenwirbelsäulenbereich vermeiden - deshalb bei allen Übungen zuerst Bauch- und Gesäßmuskulatur anspannen, gegebenenfalls auch das Becken z.B. mit einer Handtuchrolle unterlagern. Hilfreich kann es sein, die Fersen gegeneinander und die Fußoberseite leicht in den Boden zu drücken.
- Bei allen Übungen Arme und Beine nur minimal vom Boden abheben.
- Nie beide Arme und beide Beine gleichzeitig abheben (Gefahr Hyperlordosierung).
- Bei Vorliegen einer Hyperlordose in der Regel mehr über die Arme als über die Beine arbeiten.
- Eine Erhöhung der Übungsintensität kann erreicht werden durch die Vorstellung, daß die Bewegungen gegen einen imaginären Widerstand durchgeführt werden.
- Gleichmäßig atmen, Preßatmung vermeiden.
- Bei Schmerzen oder Verkrampfungen Übung beenden.
- Dehnübungen einbauen, insbesondere für die untere Rückenmuskulatur.
- Die Haltedauer beträgt ca. 8 - 10 Sekunden (bei besser Trainierten auch deutlich länger) bei mindestens 3 Sätzen pro Muskelgruppe.
- Alle Übungen werden ruhig und konzentriert ausgeführt, keine schnellen, ruckartigen oder schwunghaften Bewegungen.

Übungen zur Kräftigun

Nr.	Übung
1	"Statue" in Bauchlage
a)	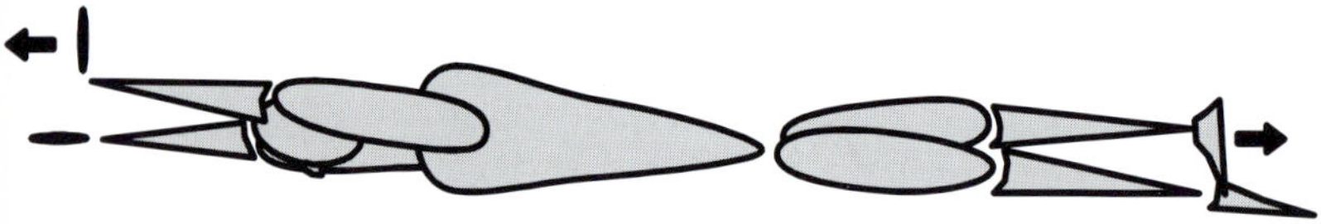
b)	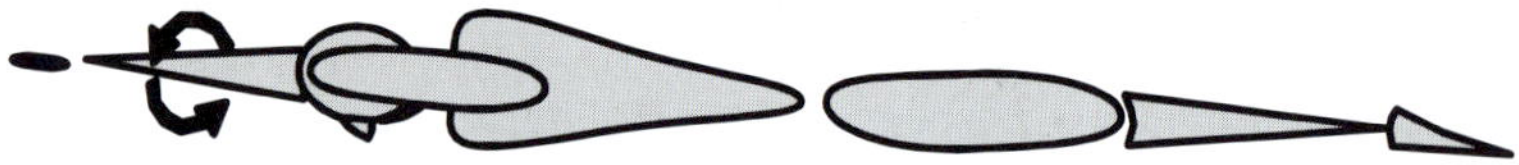
c)	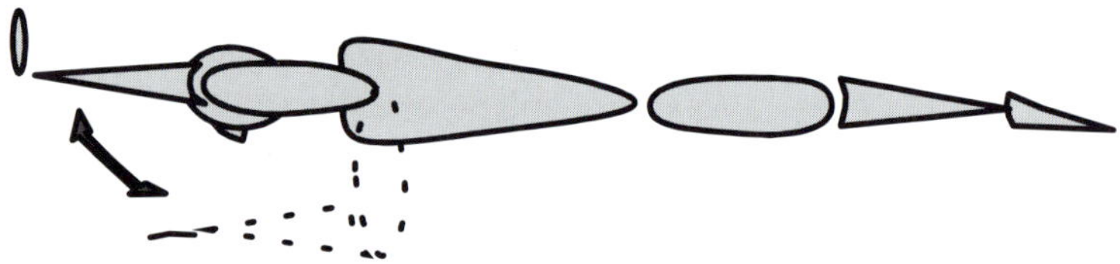
d)	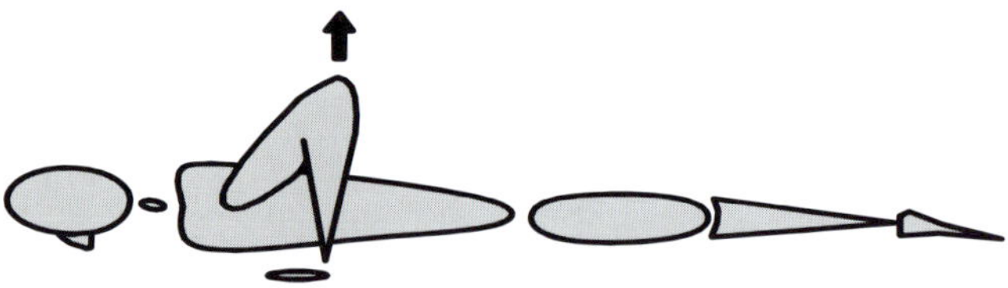
e)	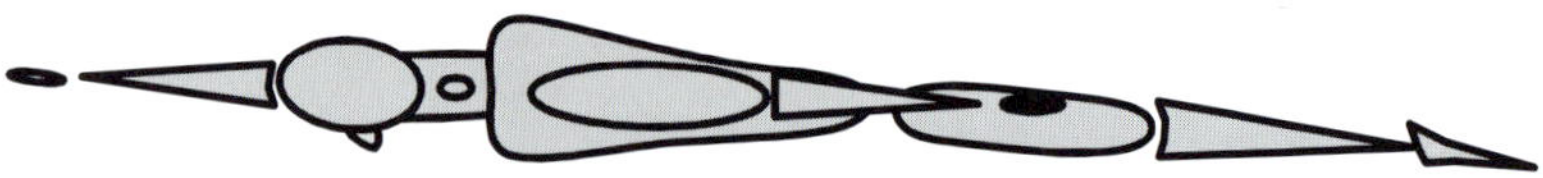

...der Rückenmuskulatur

...Primär beanspruchte Muskeln	Bemerkungen
Gesamter Rückenstrecker (M. erector spinae) Großer Gesäßmuskel (M. glutaeus maximus) Rautenmuskeln (Mm. rhomboidei) Kapuzenmuskel (M. trapezius)	• Bauch und Gesäßmuskel anspannen • Linken Arm und rechtes Bein minimal vom Boden abheben und umgekehrt • Handrücken und Fußspitze anziehen, Handballen und Ferse versuchen weit voneinander zu entfernen • Regelmäßig atmen • Kopf in Verlängerung des Rumpfes halten, Blick zum Boden • **Variationen:** b) Beine liegenlassen, beide Arme minimal vom Boden abheben und kleine Kreisbewegungen durchführen c) Arme vor dem Kopf langsam beugen und strecken unter der Vorstellung, einen ganz schweren Widerstand nach vorne wegzuschieben (Arme strecken) und dann heranzuziehen (Arme beugen) - Fäuste ballen d) Handflächen neben den Schultern aufsetzen, Ellbogen zeigen nach oben - Ellbogen so weit nach oben hinten ziehen, bis sich die Handflächen vom Boden lösen e) Ein Arm gestreckt vorn, ein Arm gestreckt an der Seite - beide Arme unter Spannung etwas vom Boden abheben Die Übungen können auch z. B. liegend auf einer Bank mit angezogenen Beinen und kleinen Hanteln/Hantelscheiben durchgeführt werden.

Übungen zur Kräftigung

	Nr.	Übung
	2	Reverse Flys mit Kurzhanteln 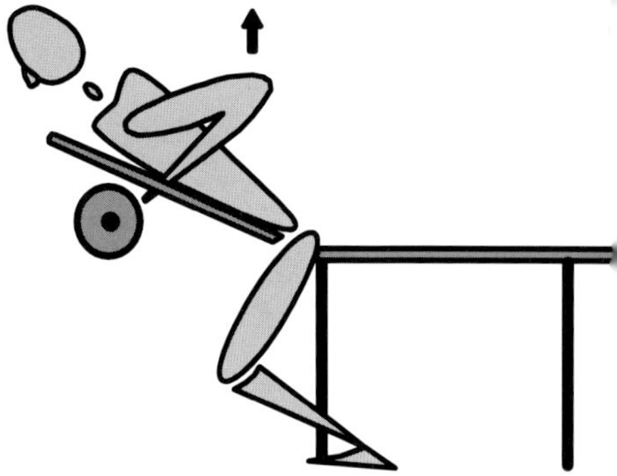
	3	Reverse Butterfly 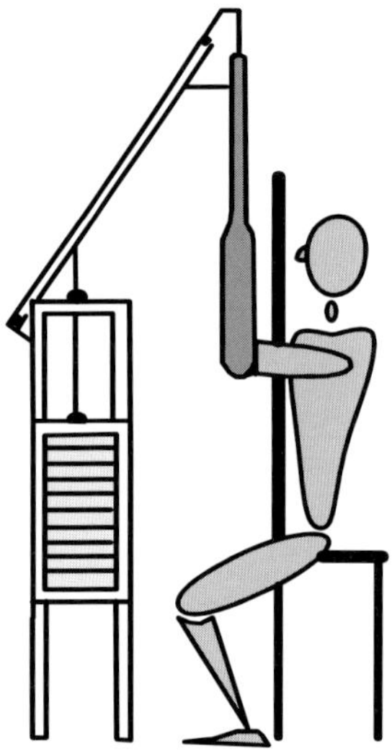

ler Rückenmuskulatur

rimär beanspruchte Muskeln	Bemerkungen
Rückenstrecker im Brustwirbelsäulenbereich (M. erector spinae pars thoracalis) Rautenmuskeln (Mm. rhomboidei) Kapuzenmuskel (M. trapezius)	• Bauchlage auf der Schrägbank, Ellbogen und Schulterblätter nach hinten ziehen • **Variationen:** Statisch - dynamisch, Arme weiter vorne oder hinten
Rückenstrecker im Brustwirbelsäulenbereich (M. erector spinae pars thoracalis) Rautenmuskeln (Mm. rhomboidei) Kapuzenmuskel (M. trapezius)	• Aufrechter Sitz mit der Brust an der Stütze, Bauchmuskulatur anspannen • Kopf gerade halten • Ellbogen und Schulterblätter nach hinten ziehen

Übungen zur Kräftigung

Nr.	Übung
4	"Scheiben kreisen" 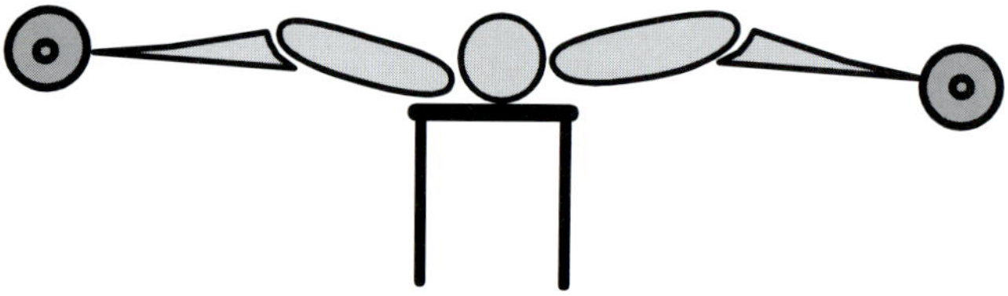
5	Rudern sitzend mit Bruststütze 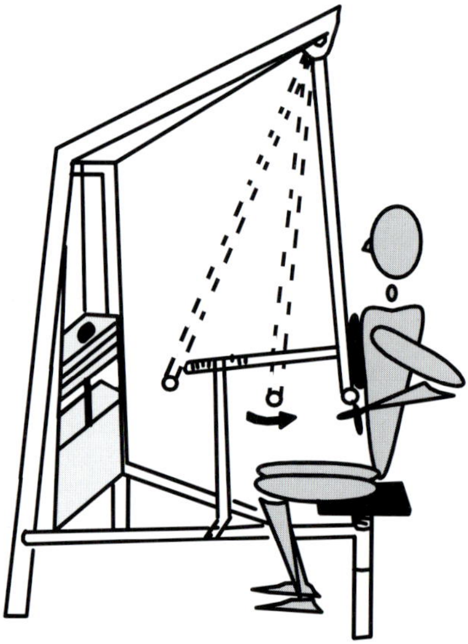

ler Rückenmuskulatur

'rimär beanspruchte Muskeln	Bemerkungen
Rückenstrecker im Brustwirbelsäulenbereich (M. erector spinae pars thoracalis) Rautenmuskeln (Mm. rhomboidei) Kapuzenmuskel (M. trapezius) Deltamuskel (M. deltoideus)	• Bauchlage auf einer Bank, Gewichtsscheiben fassen und vorwärts bzw. rückwärts Armkreisbewegungen durchführen • **Variationen:** Ausmaß der Kreisbewegungen
Breiter Rückenmuskel (M. latissimus dorsi) Ellbogenbeuger (M. biceps brachii) Kapuzenmuskel (M. trapezius) Rautenmuskel (Mm. rhomboidei) Rückenstrecker im Brustwirbelsäulenbereich (M. erector spinae pars thoracalis)	• Aufrechter Sitz, Brust an der Stütze • Vor dem Anziehen Rumpfmuskulatur anspannen und Spannung bis zum Ablegen des Gewichts aufrechterhalten • Rücken während der gesamten Übungsausführung gerade lassen • Ellbogen und Schulterblätter nach hinten ziehen • **Variationen:** Zuggriffe, Zugstange, Griffweite, Griffhaltung

Übungen zur Kräftigung

Nr.	Übung
6	"Radfahren" in der Bauchlage 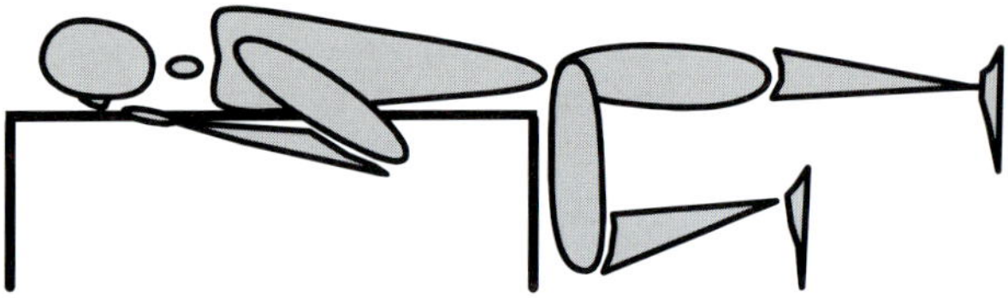
7	Lat.-Ziehen von oben 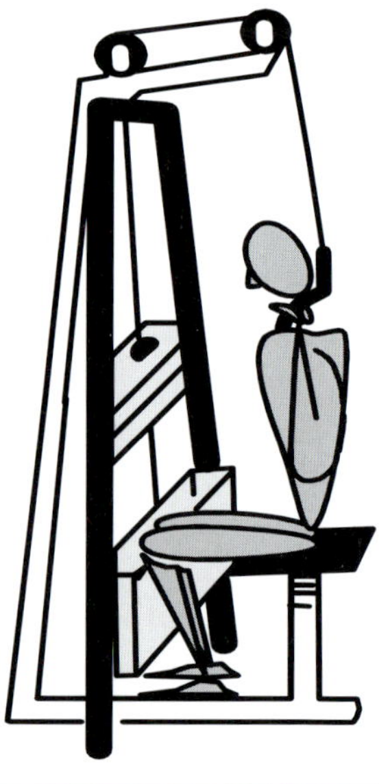

r Rückenmuskulatur

rimär beanspruchte Muskeln	Bemerkungen
Unterer Rückenstrecker (M. erector spinae pars lumbalis) Großer Gesäßmuskel (M. glutaeus maximus) Oberschenkelrückseite (Mm. ischiocrurales)	• Rumpf in Bauchlage auf einer Bank ablegen • Kopf in Verlängerung der Wirbelsäule • Ein Bein bis zur Waagerechten strecken und halten, das andere Bein ist angezogen • Stellung 3 - 5 Sekunden halten • Mehrfacher Beinwechsel
Breiter Rückenmuskel (M. latissimus dorsi) Großer Rundmuskel (M. teres major) Ellbogenbeuger (M. biceps brachii) Kapuzenmuskel (M. trapezius)	• Rücken gerade • Mit der Ausatmung das Gewicht in den Nacken ziehen, Rumpf nicht beugen • Beim Strecken der Arme das Gewicht kontrolliert abbremsen • **Variationen:** Griffhaltungen, Griffweite, Bewegungsamplitude, Zusatzgewicht, Erleichterung durch Abstützen mit dem Fuß, nach vorn oder hinten ziehen, verschiedene Klimmzugvarianten

Allroundprogramm

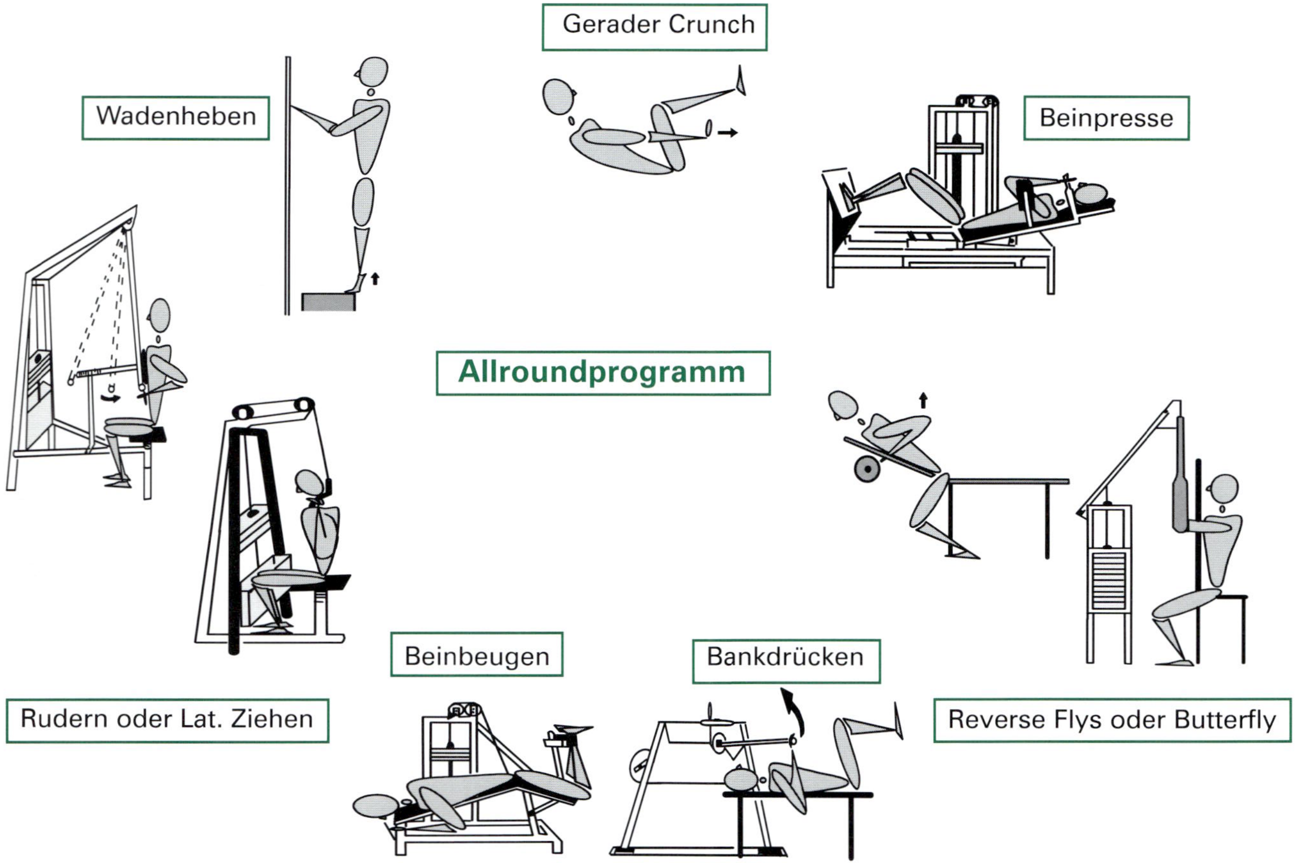

2.5 Allround - Trainingsprogramm

Das Trainingsprogramm auf Seite 94 berücksichtigt alle großen Muskelgruppen des Körpers. Es eignet sich vor allem für Einsteiger, kann aber auch für Fortgeschrittene sinnvoll sein, wenn pro Übung drei Sätze und mehr absolviert werden. Die Reihenfolge der Übungen ist nicht festgelegt.

2.6 Trainingsplan/Trainingstagebuch

Ein fester Trainingsplan, der entsprechend den Zielen und Trainingsfortschritten immer aktuell angepaßt wird, stellt erfahrungsgemäß eine große Motivationshilfe bei der Trainingsdurchführung dar. Der Trainierende braucht auch nicht vor jeder Einheit überlegen, welche Übungen mit welchen Methoden er „heute" trainiert.

Das Anlegen eines Trainingstagebuches bietet sich an, um die Leistungsentwicklung zu dokumentieren. Anhand des Trainingstagebuches ist es auch möglich, eine fehlende oder unzureichende Leistungssteigerung zu erkennen und z. B. eine Programmänderung in Absprache mit einem Fitnesstrainer vorzunehmen. Darüber hinaus kann dem Trainingstagebuch sofort das aktuelle Trainingsgewicht bei den verschiedenen Übungen entnommen werden. Bei häufigem Krafttraining kann der Trainierende aus dem Trainingstagebuch zudem ersehen, welche Übungen und Muskelgruppen er in der letzten Trainingseinheit absolviert hat und welche nun in der folgenden Einheit durchgeführt werden sollen.

Seite 97 zeigt das Beispiel eines Trainingsplanes mit einem Allroundprogramm für Einsteiger und ein korrekt ausgefülltes Trainingstagebuch.

Trainingsplan	Vorgabe			Trainingstagebuch von														
	Datum																	
	Gewicht (kg)																	
Übungen	Satz	Wh	kg*	Satz	Wh	kg	Satz	Wh	kg	Satz	Wh	kg	Satz	Wh	kg	Satz	Wh	kg

* Es wird das Gewicht eingetragen, was individuell ca. 15 - 20 Wiederholungen zuläßt.

Trainingsplan/Trainingstagebuch

Trainingsplan	Vorgabe			Trainingstagebuch von														
	Datum			27. 1. 95			30. 1. 95			4. 2. 95			7. 2. 95			11. 2. 95		
	Gewicht (kg)			78			78,5			77,5			78			77		
Übungen	Satz	Wh	kg*	Satz	Wh	kg	Satz	Wh	kg	Satz	Wh	kg	Satz	Wh	kg	Satz	Wh	kg
Gerader Crunch	2			2	20 21	/	2	21 19	/	2	21 20	/	3	21 20 18	/	2	24 19	/
Beinpresse	2	15-20		2	17 16	80	2	18 16	80	2	18 17	80	2	17 17	80	2	18 18	80
Reverse flys	2	15-20		2	19 15	15	2	19 16	15	2	18 18	15	2	20 19	15	2	15 15	20
Bankdrücken	2	15-20		2	16 13	50	2	17 13	50	1	17	50	2	18 17	50	2	18 16	50
Beinbeugen	2	15-20		2	20 20	40	2	16 15	45	1	16	45	2	17 15	45	2	17 16	45
Lat. - Ziehen	2	15-20		2	18 18	40	2	18 17	40	2	19 17	40	2	18 18	40	2	18 19	40
Wadenheben	2	15-20		2	19 18	/	2	17 18	/	2	18 19	/	2	19 20	/	2	15 15	10

* Es wird das Gewicht eingetragen, was individuell ca. 15 - 20 Wiederholungen zuläßt.

2.7 Testmöglichkeiten im Krafttraining

Im Bereich des gesundheitsorientierten Krafttrainings spielen weder Schnellkraft- noch Sprungkraft- oder Maximalkrafttests eine Rolle, da hiermit einerseits eine hohe orthopädische Belastung sowie ein Verletzungsrisiko gegeben sind, andererseits Schnelligkeit und Maximalkraft im gesundheitsorientierten Fitnesstraining keine sinnvollen Trainingsziele darstellen. Von großer Bedeutung sind Kraftausdauertests. Regelmäßig durchgeführt geben sie Aufschluß über die Entwicklung der eigenen Leistungsfähigkeit und die Effektivität des

Darstellung der Testübung	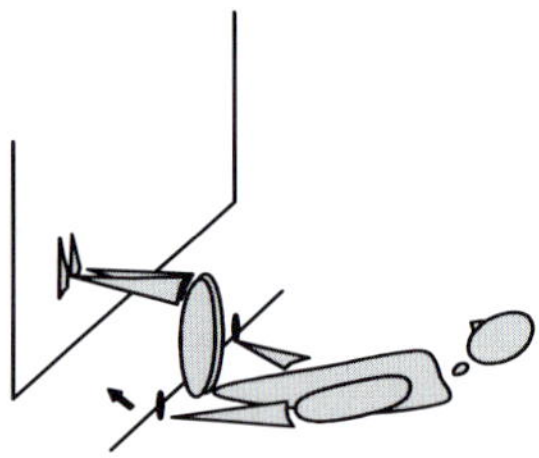
Testbeschreibung	Legen Sie sich in Rückenlage auf eine Matte auf den Boden, und stellen Sie Ihre Füße mit der ganzen Sohle schulterbreit an die Wand, so daß sowohl im Hüft- als auch im Kniegelenk ein rechter Winkel besteht. Ermitteln Sie zunächst Ihre maximale Aufbäumweite, indem Sie Kopf und Schultern vom Boden abheben und z. B. einen Stab mit Ihren Fingerspitzen so weit wie möglich zur Wand hinschieben, die Lendenwirbelsäule bleibt dabei am Boden. Danach ziehen Sie den Stab zwei Zentimeter zu sich hin, fixieren ihn dort (Partner), legen sich auf die Matte zurück und entspannen kurz. Zum eigentlichen Testvorgang heben Sie nun Kopf und Schultern nochmals vom Boden, und berühren Sie mit den Fingerspitzen den nun z. B. durch Hilfe eines Partners festgestellten Stab. Versuchen Sie den Kontakt mit dem Stab möglichst lange aufrecht zu erhalten.
Bewertung	Es wird die Haltezeit gestoppt, während der die Fingerspitzen den Stab berühren. Die Stoppuhr wird angehalten, sobald der Kontakt der Finger zum Stab verlorengeht. Der Abstand vom Stab zur Wand wird notiert, damit der Stab im Retest die gleiche Entfernung von der Wand aufweist.

gewählten Trainingsprogramms. Bei Übungen an Kraftmaschinen wird hierbei im Eingangstest ein Gewicht gewählt, das ca. 10-15 Wiederholungen zuläßt. Der Retest nach einer Trainingsphase erfolgt dann mit dem gleichen Gewicht bei identischer Geräteeinstellung. Das Vergleichskriterium zwischen Eingangs- und Retest ist die absolvierte Anzahl an Wiederholungen. Eine sehr genaue Kraftmessung ist vor allem auch mit elektronisch gesteuerten oder isokinetischen Kraftmaschinen möglich.

Auf Seite 98 wird ein Test zur Ermittlung der Kraftausdauer der Bauchmuskulatur beschrieben, da diese Muskelgruppe für verschiedene Zielgruppen (z. B. Personen mit Rückenbeschwerden) eine besondere Bedeutung besitzt, und die meisten Maschinen zum Training der Bauchmuskulatur für einen Test weniger geeignet sind.

2.8 Aufwärmen und Abwärmen

Wie bei jeder anderen Sportart ist das Aufwärmen auch beim Krafttraining zur Verletzungsprophylaxe, Leistungssteigerung und Einstimmung ein wichtiger Teil jeder Trainingseinheit. Wird eine ca. 5-10minütige Ausdauerbelastung an den Anfang des Trainings gestellt, so sollte darauf geachtet werden, daß die Muskelgruppen angesprochen werden, die anschließend im Krafttraining auch trainiert werden. So bringt Radfahren an gezielten Aufwärmeffekten nur wenig, wenn anschließend ein Oberkörpertraining absolviert wird, da die bei beiden Aktivitäten beanspruchten Muskelgruppen völlig unterschiedlich sind. In diesem Fall würde sich dann beispielsweise eher eine Drehkurbelaktivität oder Armkreisen u.ä. anbieten.

In jedem Fall sinnvoll ist ein auf das sich anschließende Krafttraining abgestimmtes Dehnprogramm. Dehnübungen sollten auch immer mal wieder zwischen den Sätzen einer Übung und den verschiedenen Übungen durchgeführt werden.

Ein wichtiges belastungsspezifisches Aufwärmen stellen vor allem die Aufwärmsätze dar. Man versteht darunter einen Satz mit leichtem Gewicht und relativ hoher Wiederholungszahl der Übung, die im Anschluß trainiert wird. Liegt z. B. bei der Beinpresse das normale Trainingsgewicht bei 70 kg mit 15 Wiederholungen pro Satz, könnte der Aufwärmsatz mit 40 kg und 25 Wiederholungen erfolgen.

Da es beim Krafttraining z. T. zu einer erheblichen Laktatproduktion - mitunter von über 10 mmol/l - kommen kann, ist eine leichte aerobe Belastung von mindestens 5 Minuten am Trainingsende zur Beschleunigung der Regeneration sinnvoll. Um Verkürzungsrückstände in der beanspruchten Muskulatur zu vermeiden, bietet sich zusätzlich ein 'Ausdehnen' an.

2.9. Literatur

BOECKH-BEHRENS, W.-U.:
Fit durchs Leben. Krefeld 1988.

BÜHRLE, M.:
Maximalkraft - Schnellkraft - Reaktivkraft. Sportwissenschaft 1989, 311 - 325.

BUSKIES, W., BENKER, A., BOECKH-BEHRENS, W.-U., ZIESCHANG, K.:
Zur Problematik der metabolischen und kardialen Belastung bei zwei verschiedenen Krafttrainingsmethoden. In: Liesen, H. M. Weiss, M. Baum: Regulations- und Repairmechanismen. 33. Deutscher Sportärztekongreß. Köln 1994, 97 - 99.

EHLENZ, H., GROSSER, M., ZIMMERMANN, E.:
Krafttraining. München-Wien-Zürich 1991.

HOLLMANN, W., ROST, R., DUFAUX, B., LIESEN, H.:
Prävention und Rehabilitation von Herz-Kreislauferkrankungen durch körperliches Training. Stuttgart 1983.

KUNZ, H:
Muskeleinsatz beim Krafttraining. Magglingen 1988.

STEMPER, Th.:
Effekte des gerätegestützten Fitnesstrainings. Veränderung anthropometrischer, motorischer und physiologischer Parameter durch Training an Fitnessgeräten. Hamburg 1994.

STEMPER, Th., WASTL, P.:
Gerätegestütztes Krafttraining. Hamburg 1995.

Teil III:

Beweglichkeitstraining Stretching

3. Beweglichkeitstraining - Stretching

Was tun Ihr Hund oder Ihre Katze nach einer längeren Ruhepause? Sie rekken und dehnen sich genüßlich, einmal nach vorne, einmal nach hinten, und schon sind sie bereit zum Spielen und Toben. Geht es Ihnen nicht ebenso? Auch Sie fühlen sich nach langem Sitzen zunächst steif und unbeweglich.

Ohne Dehnen, englisch „Stretching", läßt die Beweglichkeit bereits im Kindesalter nach, und mit zunehmendem Alter schränken uns die Beweglichkeitseinbußen der Wirbelsäule, der Hüft- und Schultergelenke im Alltag und im Sport zunehmend ein. Die häufige Vernachlässigung des Fitnessbausteins „optimale Beweglichkeit" mag daran liegen, daß Dehnen zunächst weniger im Mittelpunkt steht als Kraft- und Ausdauertraining, und daß der heutige Kenntnisstand der Wissenschaft über das Dehnen noch recht gering ist. Dabei ist Beweglichkeitstraining schon mehrere tausend Jahre alt, wie es die spektakulären Dehnpositionen asiatischer Tempelbilder und Yogaübungen zeigen. In vielen alten hochentwickelten Kulturen waren Dehnübungen ein wichtiger Teil eines kulturellen Gesamtsystems, das Körperübungen mit der Konzentration auf innere Energiequellen verband und so ein physisches und psychisches Gleichgewicht anstrebte. Nutzen auch Sie die harmonisierenden, anregenden Wirkungen regelmäßigen Dehnens, machen Sie Stretching zu einem festen Bestandteil Ihres Auf- und Abwärmprogramms, und nutzen Sie das Dehnen der Muskulatur für Ihre Entspannung.

3.1 Effekte des Stretching

Es spielt keine Rolle, wie alt, wie leistungsfähig, wie schwer, wie steif, wie kräftig, wie ausdauernd oder wie sportlich begabt Sie sind - Stretching kann jeder von Anfang an. Stretching verlangt keine selbstüberwindenden, quälenden Anstrengungen. Beim richtigen Stretching können Sie sich nicht überanstrengen oder verletzen. Sie kommen nicht außer Atem und geraten kaum ins Schwitzen. Dennoch bietet Ihnen Stretching mehrere, durch keine andere Aktivität erreichbare Vorteile.

Effekte regelmäßigen Dehnens	
Systeme des Körpers, die die Dehnung beeinflussen	• Passiv-mechanische (morphologische) Eigenschaften von Muskel und Bindegewebe • Neurophysiologische Steuerungsfähigkeit
Primäre Effekte	• Verbesserung der Beweglichkeit, Vergrößerung des maximal erreichbaren Gelenkwinkels • Steigerung der Zugtoleranz des Muskels; der Muskel hält höhere dehnende Kräfte aus (vgl. WIEMANN 1993) • Verbesserung der Kraftfähigkeit des Muskels in gedehnter Position* • Vorbeugen von Verletzungen * • Vermeidung und Abbau muskulärer Dysbalancen • Beschleunigung der Rehabilitation nach Verletzungen • Verbesserung der Entspannungsfähigkeit des Muskels * • Abbau von Muskelverspannungen * • Beschleunigung der Regeneration *
Sekundäre Effekte	• Verbesserung der sportlichen Leistungsfähigkeit • Verbesserung des Körpergefühls • Verbesserung des Wohlbefindens
*) Dieser Effekt wird von Praktikern aus Erfahrung angenommen bzw. der eindeutige wissenschaftliche Nachweis steht noch aus.	

3.2 Fakten zum Stretching

1. Stretching und Dehnen, zwei Bezeichnungen für dieselbe Sache
Bob ANDERSON veröffentlichte 1980 in den USA seinen Bestseller „Stretching“. Die dadurch ausgelöste Stretchingwelle schwappte von den USA nach Deutschland über, und die „moderne“ amerikanische Bezeichnung verdrängte den bisher gebräuchlichen deutschen Begriff des Dehnens. Heute bezeichnen mehrere Autoren insbesondere die aus der Physiotherapie auf den Sport übertragenen Dehnmethoden als Stretching: Statisches Stretching, Contract-Relax- Stretching, Stretching durch Kontraktion der Antagonisten. Eine Unterscheidung der Begriffe Dehnen und Stretching erscheint jedoch nicht gerechtfertigt und beide Bezeichnungen können gleichbedeutend verwendet werden.

2. Nicht maximale, sondern optimale Beweglichkeit
Die Muskulatur, die Bänder und Gelenkkapseln stabilisieren unsere Gelenke und die Wirbelsäule. Weder die eingeschränkte Beweglichkeit eines „steifen Knochens" noch die Hyperflexibilität eines „Schlangenmenschen" sind für unsere Gesundheit und Leistungsfähigkeit zuträglich, sondern eine individuelle, optimale Beweglichkeit. Die Beweglichkeit ist dann optimal, wenn sie auf der einen Seite die Gelenke stabilisiert und schützt, auf der anderen Seite eine uneingeschränkte, freie Gelenkbeweglichkeit ermöglicht.

3. Welcher Körpertyp sind Sie?
Es besteht möglicherweise ein Zusammenhang zwischen den angeborenen Muskelfasertypen eines Menschen, seiner Beweglichkeit und der Art seiner häufigsten Verletzungen und orthopädischen Beschwerden. In einer Grobeinteilung unterscheiden wir langsam und schnell zuckende Muskelfasern. Viele Menschen haben etwa 50 % langsam und 50 % schnell zuckende Muskelfasern.
Diejenigen mit einem größeren Anteil schnell zuckender Muskelfasern sind „geborene Talente" in Sportarten, in denen schnellkräftige, explosive Bewegungen leistungsbestimmend sind, wie zum Beispiel Leichtathletik und Spiele. Die durch das Erbgut festgelegte, angeborene Fähigkeit zu explosiven Bewegungsausführungen geht häufig einher mit festem Bindegewebe und relativ geringer Flexibilität. Der explosiv-steife Typ zieht sich im Sport vorwiegend Muskelverletzungen zu wie Zerrungen oder Faserrisse und neigt stärker zu Gelenkknorpelverschleißerscheinungen und Sehnenansatzentzündungen. Menschen mit überwiegend langsam zuckenden Muskelfasern sind für Ausdauerleistungen prädestiniert.

Die meisten Menschen gehören weder dem einen noch dem anderen der geschilderten Extremtypen an. Sie stehen dazwischen und tendieren mehr oder weniger nach einer Seite.Wenn Sie mehr der explosiv-steifen Kategorie angehören, sind regelmäßige Dehnübungen für Sie wichtiger als für den von Natur aus bereits sehr beweglichen Menschen.

4. Haben Sie muskuläre Dysbalancen?
Die über ein Gelenk ziehenden Muskeln müssen in einem gut abgestimmten Kraft- und Dehnungsverhältnis zueinander stehen, um die optimale Gelenkfunktion sicherzustellen. Stehen starken Muskelabschwächungen auf der einen Seite deutliche Muskelverkürzungen auf der anderen Seite gegenüber,

werden das Gelenk, die Wirbelsäule oder das Becken aus der Balance gezogen, und wir sprechen von einer muskulären Dysbalance. So ist z. B. für den Hohlrücken (verstärktes Hohlkreuz) eine Verkürzung der unteren Rücken- und Hüftbeugemuskulatur sowie eine Abschwächung der Bauch- und Gesäßmuskulatur charakteristisch (vgl. Band 3, Kapitel Rückentraining). Die Folgen asymmetrischer Zug- und Druckverhältnisse auf das Gelenk sind ein Teufelskreis aus verminderter Belastbarkeit, Ausgleichsbewegungen, Überlastung bis zu steigender Verletzungsanfälligkeit, Beschwerden und im Extremfall dauerhaftem Gelenkschaden.

Als Ursachen für muskuläre Dysbalancen gelten vor allem einseitige Belastungen bei der Arbeit, im Alltag oder beim Sport, Fehl- und Überbelastungen, nicht ausgeheilte Verletzungen sowie körperliche Über- bzw. Unterforderung. Bestimmte Muskeln neigen stärker zu Verkürzungen als andere und müssen deshalb im Dehntraining besonders berücksichtigt werden: (vgl. Abb. Seite 108)

5. Was wird beim Stretching gedehnt?
Die Sehnen eines Muskels sind am rumpfnahen Ursprung und am rumpffernen Ansatz mit dem Knochen verbunden. Der Muskel zieht über ein oder mehrere Gelenke. Verkürzt er sich, nähern sich Ansatz und Ursprung einander an, das Gelenk wird z. B. gebeugt. Wird der Muskel gedehnt, entfernen sich Ansatz und Ursprung, das Gelenk wird z. B. gestreckt. Beim Dehnvorgang werden die Muskelfasern und die sie umgebenden Bindegewebsfibrillen in die Länge gezogen; die Sehne dagegen verändert ihre Länge kaum. Nach der Dehnung kehrt der elastische Muskel in seine Ausgangslänge zurück. Es ist noch ungeklärt, ob nach dem Dehnen, als Trainingseffekt, ein verlängerter Muskel und damit ein Dehnungsrückstand zurückbleibt (vgl. KNEBEL 1988) oder nicht (vgl. WIEMANN 1993). Erwiesen ist jedoch, daß die Gelenkbeweglichkeit durch regelmäßiges Dehnen erheblich verbessert wird.

6. Dehnen verbessert die Zugtoleranz Ihrer Muskeln
Wenn man die Kräfte mißt, die ein Übender beim Dehnen eines Muskels aushält, stellt man fest, daß nach einer Periode regelmäßigen Dehntrainings höhere Kräfte toleriert werden als vorher. Ein wesentlicher Effekt des Dehntrainings ist folglich die Gewöhnung an höhere Dehnspannungen. Es kann derzeit noch nicht beantwortet werden, ob strukturelle Veränderungen im Muskel, eine verbesserte Schmerztoleranz oder beide Mechanismen für die-

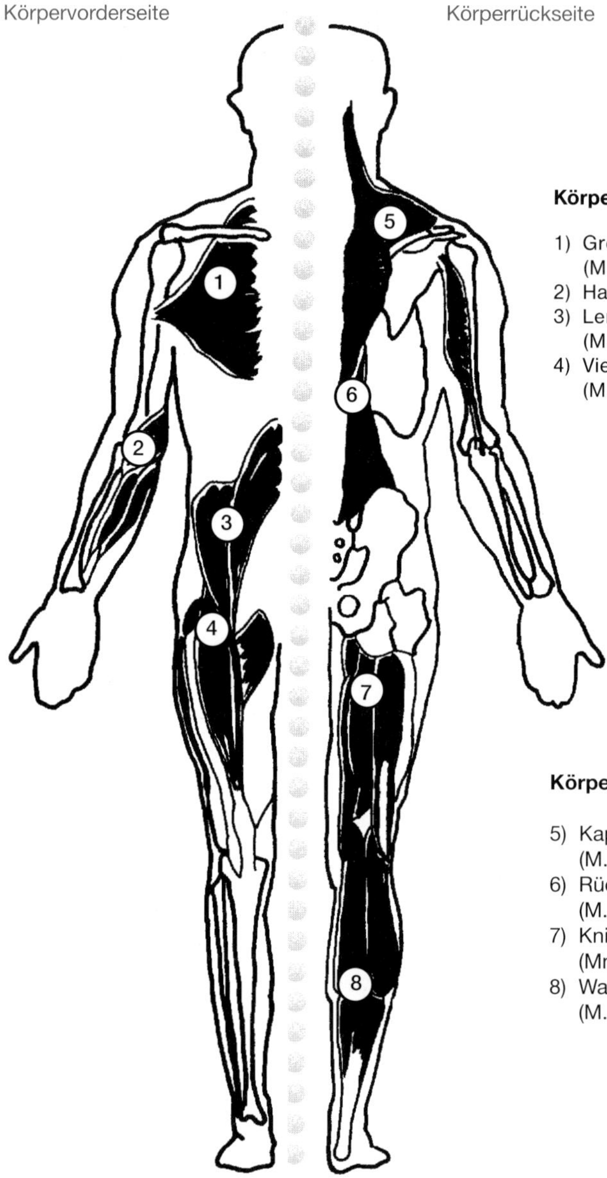

Körpervorderseite

1) Großer Brustmuskel
   (M. pectoralis major)
2) Handgelenk- u. Fingerbeuger
3) Lendendarmbeinmuskel
   (M. iliopsoas)
4) Vierköpfiger Schenkelstrecker
   (M. quadrizeps)

Körperrückseite

5) Kapuzenmuskel
   (M. trapezius)
6) Rückenstrecker, unterer Anteil
   (M. erector spinae)
7) Kniegelenkbeuger
   (Mm. ischiocrurales)
8) Wadenmuskulatur
   (M. triceps surae)

Abb. 7: Zur Verkürzung neigende Muskeln (verändert nach KNEBEL 1988).

sen Effekt verantwortlich sind (vgl. WIEMANN 1991 und 1993). Die dem Dehnen zugeschriebene Vorbeugung von Verletzungen kann u.a. durch die Verbesserung der Zugtoleranz des Muskels unterstützt werden.

7. Ist Dehnen eine spezielle Form des Krafttrainings?
In eigenen Untersuchungen wurde gefunden, daß der Muskel, nach einem regelmäßigen Training mit der Methode der wiederholten Dehnung, in maximal gedehnter Position nicht nur mehr Zug toleriert, sondern auch eine größere eigene Kraft entwickeln kann(unpublizierte Ergebnisse, Universität Bayreuth 1994/95). Die nach einer Dehntrainingsperiode gemessene isometrische Maximalkraft war deutlich größer als der vorher ermittelte Wert. Dehnen kann möglicherweise als eine spezielle Art des Krafttrainings angesehen werden und könnte somit zur unmittelbaren Steigerung der sportlichen Leistungsfähigkeit beitragen. In weiteren Untersuchungen müssen die näheren Umstände von Kraftgewinnen durch Dehntraining erforscht werden (siehe Seite 110).

8. Das „Iliopsoas-Rätsel" oder die spezifische Wirkung einzelner Dehnübungen
In den Jahren 1991-1995 sind an der Universität Bayreuth im Arbeitsschwerpunkt Beweglichkeit über 30 Untersuchungen zu den Fragen Trainingsmethoden, Meßverfahren und Effekte von Dehntraining durchgeführt worden.

Bisher unerwähnt geblieben ist die Tatsache, daß verschiedene Dehnübungen für einen Muskel sehr verschiedene Wirkungen haben können. Gewissermaßen als zufälliges Nebenergebnis mehrerer Forschungsarbeiten wurde festgestellt, daß durch die meisten in der Literatur empfohlenen Ausfallschritt-Dehnübungen für den M. iliopsoas (Hüftlendenmuskel) keine Verbesserung der Beweglichkeit im Hüftgelenk erzielt werden konnte; im Gegenteil, bei mehreren Untersuchungen verschlechterte sich die Beweglichkeitsleistung sogar. Bei der mehrfach wiederholten systematischen Überprüfung dieses Phänomens konnte dieser Sachverhalt bestätigt werden, und es wurde festgestellt, daß die in der Physiotherapie übliche Partnerdehnung des M. iliopsoas in Rückenlage (vgl. Abb. S. 110) dagegen gute Beweglichkeitsgewinne erbrachte. Zur Erläuterung dieses „Iliopsoas-Rätsel" sollen die folgenden Untersuchungsergebnisse dienen (siehe Seite 111).

Als Beleg für die genannten Effekte eines Dehntrainings werden beispielhaft die Ergebnisse von zwei Untersuchungen dargestellt.

Probanden: 26 Sportstudierende

Trainingsumfang: Durchschnittlich 18,5 Trainingseinheiten innerhalb von 10 Tagen

Testverfahren: An der Universität Bayreuth entwickeltes Meßverfahren, bei dem der Gelenkwinkel, die Zugtoleranz und die isometrische Maximalkraft "unter Zug" gemessen werden.

Trainingsmethoden: Wiederholte Dehnung, 1 Serie mit 30 Wiederholungen

Gedehnter Muskel: M. iliopsoas (Hüftlendenmuskel)

Trainingsübung:

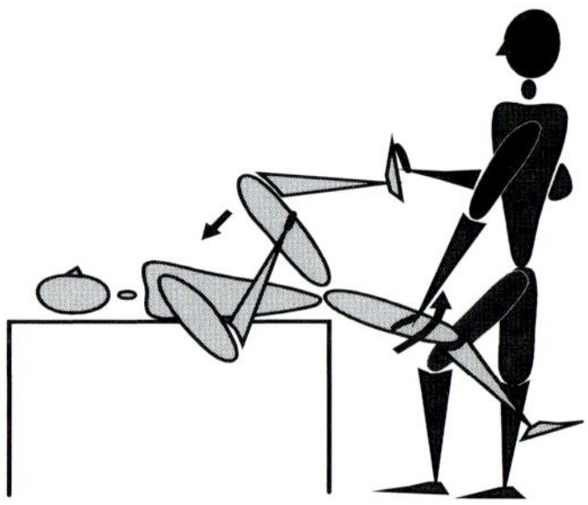

Untersuchungsergebnis:

	Eingangstest	Retest	Differenz
Winkel im Hüftgelenk in Grad (°)	192,8 °	196,6 °	+ 3,8 °
Zugtoleranz in Newton (N)	179,25 N	224,65 N	+ 45,4 N
Isometrische Maximalkraft in Newton (N)	439,0 N	555,75 N	+116,75 N

Die Ergebnisse zeigen, daß durch das absolvierte Dehntraining die Gelenkbeweglichkeit, die Zugtoleranz und die isometrische Maximalkraft des M. iliopsoas deutlich verbessert werden konnten.

Effekte von zwei verschiedenen Übungen für den M. iliopsoas (Hüftlendenmuskel) auf die Beweglichkeit im Hüftgelenk und die Zugtoleranz des Muskels.

Untersuchungsablauf:

Gruppe 1:

Anzahl: 23 Sportstudierende

Trainingsumfang: Durchschnittlich 16,1 Trainingseinheiten innerhalb von 10 Tagen

Trainingsübung:

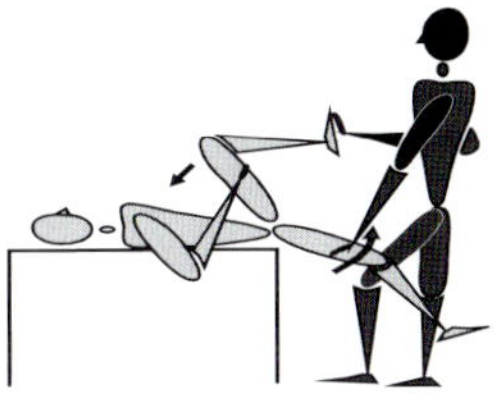

Gruppe 2:

Anzahl: 23 Sportstudierende

Trainingsumfang: Durchschnittlich 18,1 Trainingseinheiten innerhalb von 10 Tagen

Trainingsübung:

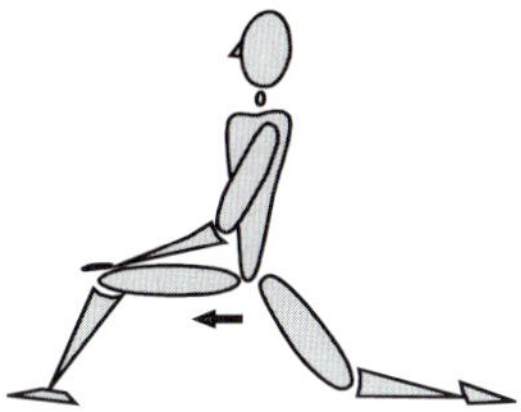

Trainingsmethoden: für beide Gruppen: Methode der wiederholten Dehnung, 1 Serie mit 30 Wiederholungen

Testverfahren:
Beweglichkeitsmessung "ohne Zug", Winkel im Hüftgelenk
Beweglichkeitsmessung "mit Zug", Winkel im Hüftgelenk
Messung der Zugtoleranz des Muskels

(weiter nächste Seite)

Untersuchungsergebnisse:

	Gruppe 1 n = 23			Gruppe 2 n = 23		
	Eingangstest	Retest	Differenz	Eingangstest	Retest	Differenz
Messung "ohne Zug" Winkel im Hüftgelenk in Grad (°)	189,65 °	192,30 °	+2,65 °	189,36 °	188,70 °	-0,65 °
Messung "mit Zug" Winkel im Hüftgelenk in Grad (°)	200,61 °	208,46 °	+7,85 °	202,83 °	205,04 °	+2,21 °
Messung der Zugtoleranz in Newton (N)	170,57N	239,20N	+68,63N	187,82N	220,29N	+32,47N

Die Ergebnisse zeigen, daß die Ausfallschrittübung die Beweglichkeit im Hüftgelenk nicht (- 0,65 °, gemessen "ohne Zug") oder nur geringfügig verbessert (+ 2,21 °, gemessen "mit Zug"). Auch der Zuwachs an Zugtoleranz fällt deutlich geringer aus (+ 32,47 N), als bei der Partnerübung. Diese bewirkt deutliche Beweglichkeitsgewinne im Hüftgelenk (+ 2,65 °,gemessen "ohne Zug" und 7,85 ° "mit Zug") und eine über doppelt so große Verbesserung der Zugtoleranz des M. ilipsoas (+ 68,63 N).

Interpretation der Ergebnisse:

Die überraschenden Ergebnisse sind in mehreren Untersuchungen überprüft und bestätigt worden. Erste Versuche mit unterschiedlichen Dehnübungen für andere Muskeln weisen darauf hin, daß das Phänomen der „spezifischen Wirkung einzelner Dehnübungen“ möglicherweise auch bei anderen Muskeln anzutreffen ist. Die Gründe dafür sind weitgehend unbekannt und bedürfen weiterer Untersuchungen. Die unterschiedlichen Effekte der beiden Dehnübungen für den M. iliopsoas könnten folgende Ursachen haben:

A) Die durchgeführte Ausfallschrittübung mißachtet den folgenden Grundsatz der Dehnung zweigelenkiger Muskeln: „Fixiere ein Gelenk in Endstellung und dehne den Muskel über das freie Gelenk“ (vgl. S. 136). Der M. iliopsoas ist ein mehrgelenkiger Muskel, der über das Hüftgelenk, das Iliosakralgelenk und mehrere Wirbelgelenke zieht.

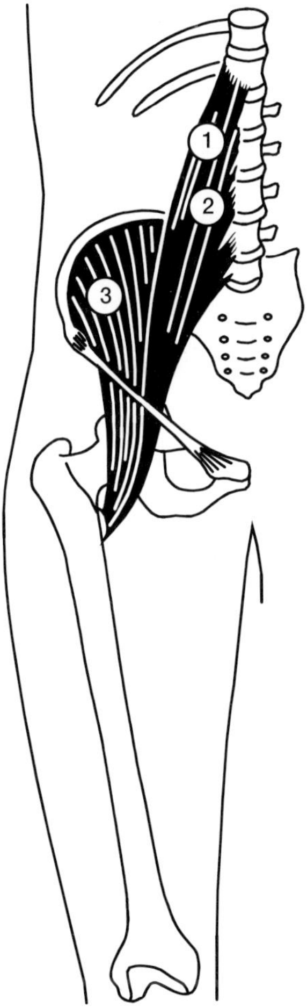

M. iliopsoas

1) M. psoas major
Ursprung: Wirbelkörper Th12-L4
Ansatz: Trochanter minor femoris

2) M. psoas minor
Ursprung: Wirbelkörper Th12-L1
Ansatz: Fascia iliaca

3) M. iliacus
Ursprung: Fossa iliaca
Ansatz: Trochanter minor femoris
Funktion: Beugung im Hüftgelenk, Außenrotation, Seitwärtsneigung der Lendenwirbelsäule, Vorneigung des Beckens

Abb. 8: Beugemuskulatur des Hüftgelenks, M.iliopsoas (verändert nach ROHEN 1977, 424).

Bei der Partnerübung wird das Becken und die Lendenwirbelsäule durch das zur Brust gezogene Bein fixiert. Über das freie Hüftgelenk erfolgt die Dehnung mit Hilfe des Partners.

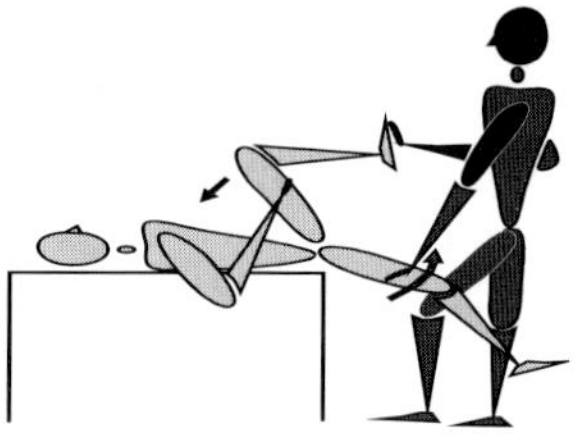

Bei der Ausfallschrittübung sind Becken und Lendenwirbelsäule nicht fixiert, Ansatz und Ursprung des Muskels sind bei der Dehnung frei beweglich. Eine optimale Dehnung ist somit nicht möglich.

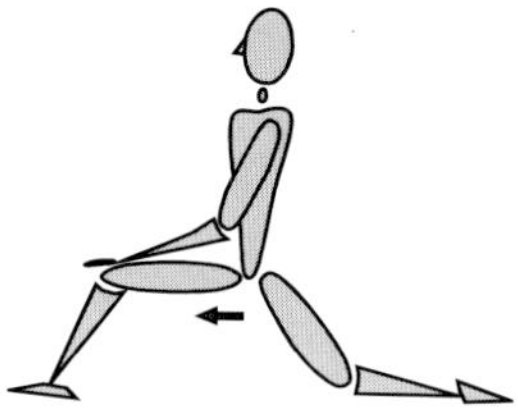

B) Während der Ausfallschrittübung muß das Körpergewicht durch Anspannung der Muskulatur getragen werden. Eine vollständige Entspannung des M. iliopsoas ist aufgrund dieser Haltespannung möglicherweise nicht möglich; dieser Umstand könnte eine optimale Dehnung behindern.

9. Nutzen Sie die Funktionen der Muskelspindel!
Das Zentralnervensystem kontrolliert u. a. unsere Muskeltätigkeit und unsere Koordination. Für die Dehnung sind insbesondere die Reflexmechanismen von Rückenmark und Muskulatur von Bedeutung. In der Muskulatur liegen die Muskelspindeln, die die aktuelle Muskellänge registrieren (Längen- bzw. Dehnungsrezeptoren). Sie erfassen sowohl die Geschwindigkeit als auch das Ausmaß der Muskeldehnung. Ihre Aktivierung löst reflektorisch über das Rükkenmark eine Kontraktion der gedehnten Muskelfasern aus, was eine weitere Dehnung erschwert. Je schneller und intensiver die Dehnung erfolgt, desto stärker werden die Muskelspindeln gereizt, desto kräftiger fällt die schützende reflektorische Kontraktion des Muskels aus und desto schwieriger ist es, den Muskel zu dehnen. Die Kenntnis dieser Zusammenhänge ist der Grund dafür, daß wir explosive und rasch wippende Bewegungen beim Dehnen vermeiden.

Die Dehnungsempfindlichkeit (Soll-Wert-Einstellung) der Muskelspindel kann allerdings über höhere Nervenzentren (z. B. das Bewußtsein) verändert werden. Es ist ein wichtiges Ziel aller Dehnmethoden, die Dehnungsempfindlichkeit der Muskelspindel zu senken und ihre Aktivität zu verringern, um so die Dehnung zu erleichtern.

Darüber hinaus ist die Muskelspindel mit der antagonistischen Muskulatur verbunden. Eine Kontraktion des Oberschenkelstreckers ruft reflektorisch eine Entspannung der Oberschenkelrückseite hervor (= reziproke Hemmung).

Ein zweiter wichtiger Rezeptor, die Golgi-Sehnenorgane, haben als Spannungsmesser hemmende Wirkung (= autogene Hemmung) auf die Kontraktion des Muskels, wenn sehr hohe Spannungen erreicht werden. Dies dient als Schutzmechanismus des Muskels gegen plötzlich auftretende Belastungsspitzen.

Fortgeschrittene Dehnmethoden nützen diese neurophysiologischen Steuerungsmöglichkeiten aus, um eine optimale Dehnung zu erreichen. Die praktischen Hinweise zur Umsetzung dieser Zusammenhänge enthält die folgende Übersicht.

Umsetzung der neurophysiologischen Grundlagen in die Praxis des Dehntrainings	
Übungshinweise	**Neurophysiologische Grundlagen**
Langsam und kontrolliert dehnen, explosive, ruckhafte Dehnung vermeiden	Die Aktivität der Muskelspindel steigt mit zunehmender Dehnungsgeschwindigkeit
Sanft dehnen, extreme Dehnung in den Schmerzbereich vermeiden	Die Aktivität der Muskelspindel steigt mit zunehmender Dehnungsintensität
Konzentration auf die Entspannung des gedehnten Muskels	Die Dehnungsempfindlichkeit der Muskelspindel kann über die Gamma-Schleife durch bewußte Entspannung (Einfluß höherer Zentren des ZNS) herabgesetzt werden. Dadurch kann der Sollwert der Muskelspindel verändert werden.
Unterstützung der Dehnung durch Kontraktion des Antagonisten	Bei Kontraktion des Antagonisten wird durch die Muskelspindel eine reflektorische Entspannung (reziproke Hemmung) des gedehnten Muskels bewirkt
Unterstützung der Dehnung durch Betonung von Ausatmung und Atempause (vgl. S.117)	Bei Ausatmung und Atempause wird die Muskulatur reflektorisch entspannt (vgl. Psychoregulation/Beruhigungsatmung)
Dehnung längere Zeit (ca. 20 Sek.) aufrechterhalten oder viele Wiederholungen ausführen	Erreichen einer neuen Sollwerteinstellung der Muskelspindel und damit Verringerung des Dehnwiderstands durch Anpassung der Muskelspindel an den gleichbleibenden Dehnreiz (?)*
Kurzzeitig anspannen, entspannen, nachdehnen	Nutzen der autogenen Hemmung durch die Golgi-Sehnenorgane (?) oder der kurzzeitigen Anpassungsblockade der Muskelspindel (?)*
Langandauernde starke Dehnung	Nutzen der autogenen Hemmung durch die Golgi-Sehnenorgane (?)*

* Die noch umstrittenen Nutzungsmöglichkeiten einiger Reflexmechanismen sind mit einem (?) gekennzeichnet.

Tab. 4: Umsetzung neurophysiologischer Grundlagen in die Praxis des Dehntrainings.

10. Muskeldehnung und Atmung
Nur ein entspannter Muskel kann optimal gedehnt werden, weil sich ein angespannter Muskel der Dehnung widersetzt. Die Entspannung der Muskulatur kann durch die Atmung wirkungsvoll unterstützt werden (vgl. Band 2, Kapitel Entspannung).

Muskulatur	Ausatmen = Entspannen	Atempause = Lösen	Einatmen = Anspannen
1. Zwerchfell = Hauptatemmuskel	entspannt sich - Zwerchfellkuppel wölbt sich bis zu Brustwarzenhöhe in die Brusthöhle hinein	ruht gelöst in Mittellage (Indifferenzlage)	spannt sich an - Zwerchfellkuppel flacht ab, senkt sich 1 - 3 cm in die Bauchhöhle
2. Äußere Zwischenrippenmuskeln	entspannen sich - verengen und senken dadurch den Brustkorb passiv	lösen sich	spannen sich an, heben den Brustkorb und stellen die Brusthöhle nach außen-seitlich weit
3. Einatemhilfsmuskeln	entspannen sich	lösen sich	spannen sich nur bei verstärkter Einatmung an
4. Ausatemmuskeln (= innere Zwischenrippenmuskeln)	spannen sich nur bei tiefer Ausatmung an	lösen sich	entspannen sich
5. Bauchmuskulatur und übrige Rumpfmuskulatur	sinkt ein, ohne sich anzuspannen	löst sich	wölbt sich ausweitend nach außen

Tab. 5: Atmung und Entspannung (verändert nach LODES 1990).

Nutzen Sie die entspannende Wirkung gezielter Atmung. Atmen Sie beim Dehnvorgang bewußt aus und nutzen Sie die Atempause.

11. Schnellkraftsportler - Vorsicht beim Warm-up Stretching!

Die Notwendigkeit des Aufwärmens vor dem Sport ist eine anerkannte Praxis. Dehnübungen sind neben der Aktivierung des Kreislaufs durch Einlaufen oder Einfahren, kräftigenden Gymnastikübungen sowie sportartspezifischen Aufwärmübungen ein üblicher Bestandteil von Warm-up-Programmen. Bei Schnellkraftsportlern (z. B. Sprint, Sprung, Spiele) sind im Aufwärmprogramm Dehnübungen jedoch umstritten. Mehrere Untersuchungen berichten über Leistungseinbußen bei Schnellkraftaktivitäten nach Dehnübungen. HENNING/PODZIELNY (1994) ermittelten z. B. einen Abfall der vertikalen Sprungleistungen und reduzierte reaktive Spannungsfähigkeit nach statischem Stretching. Wenn auch die Zusammenhänge noch nicht endgültig geklärt sind, sollten Athleten von Schnellkraftdisziplinen langandauerndes statisches Dehnen beim Aufwärmen vermeiden oder den Muskel anschließend durch explosiv ausgeführte Bewegungen wieder tonisieren. Für gesundheitsorientierte Fitnessportler bestehen diese Bedenken jedoch nicht. Sie können jede Art von Dehntraining unbedenklich in ihr Aufwärmprogramm aufnehmen.

12. Muskelkater trotz Stretching

Muskelkater entsteht durch ungewohnte, hohe Muskelspannungen. Diese treten vorwiegend bei exzentrischen Belastungen auf wie Bergabgehen oder -laufen, Landungen nach Sprüngen, Senken hoher Gewichte. Es entstehen auf Zellebene mikroskopisch nachweisbare Kleinstverletzungen, die in einer zeitlichen Verzögerung von 12 - 20 Stunden durch kleine ödemartige Schwellungen zu dem bekannten Muskelkaterschmerz führen. Muskelkater kann nur durch eine angemessene Dosierung der Belastung vermieden werden, und auch Stretching kann das Eintreten und den Verlauf des Muskelkaters leider nicht verhindern (vgl. BUROKER/SCHWANE 1989).

3.3 Beweglichkeitscheck

Vorteile des Beweglichkeitschecks

1. Erkennen und akzeptieren Sie Ihren Körpertyp (vgl. S. 106).
Personen mit geringer Gewebsdichte und weichem Bindegewebe können auch ohne Training sehr flexibel sein und sollten ihre angeborene Hyperflexibilität durch Krafttraining ausgleichen. Menschen mit größerer Gewebsdichte und festem Bindegewebe haben häufig eine geringe Beweglichkeit und sollten dieses Defizit durch regelmäßiges Stretching kompensieren.

2. Decken Sie Ihre Stärken und Schwächen auf. Welches Gelenk weist eine zu große, normale oder zu geringe Beweglichkeit auf? Die Testergebnisse bieten Ihnen eine gute Orientierungsgrundlage für ein gezieltes Training.

3. Liegen muskuläre Dysbalancen vor (vgl. Band 3, Kapitel Rückentraining)? Muskelverkürzungen können mitverantwortlich für Beschwerden insbesondere im Nacken-, Rücken- und Kniebereich sein.

4. Dokumentieren Sie Leistungsveränderungen. Beweglichkeitschecks, die Sie in regelmäßigen Abständen wiederholen, objektivieren die Erfolge Ihres Dehntrainings und motivieren Sie zu weiterem Üben. Die einfachen Testübungen bieten Ihnen jederzeit die Möglichkeit, Ihre Beweglichkeit selbständig zu überprüfen.

5. Überbewerten Sie die Ergebnisse nicht. Die folgenden einfachen Muskelfunktionstests sind Grobtests, die als sogenannte „semiobjektive" Verfahren in der Physiotherapie eingesetzt werden (vgl. JANDA 1981, SCHMIDT 1983, KENDALL/KENDALL 1988). Exakte Beweglichkeitsmessungen erfordern einen größeren apparativen Aufwand und Expertenwissen.

Überprüfung der Dehnfähigkeit des Hüftlendenmuskels (M. iliopsoas)

Bedeutung des M. iliopsoas (vgl. S. 113)	Eine Verkürzung des Hüftlendenmuskels geht mit verstärktem Zug auf die Lendenwirbelsäule und häufig mit einer stärkeren Hohlkreuzbildung (Hyperlordose) einher, in Verbindung mit einem Nachvornekippen des Beckens. Dadurch kann ein Zusammenhang mit Rückenbeschwerden vermutet werden. Eine Dehnfähigkeit des Hüftlendenmuskels ist deshalb aus gesundheitlicher Sicht wichtig.
Darstellung der Testübung	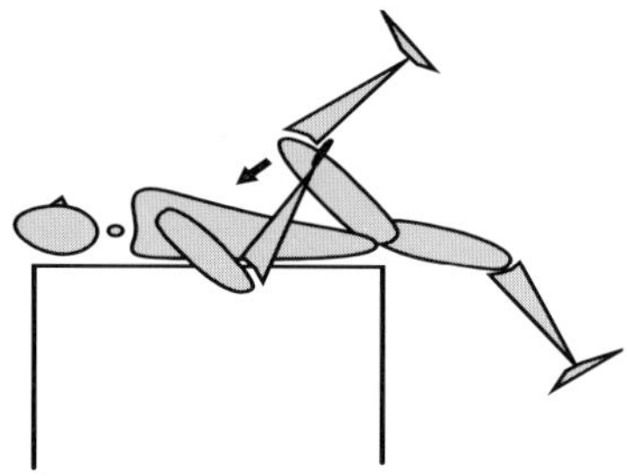
Testbeschreibung	Legen Sie sich in Rückenlage auf einen Kasten/Tisch und achten Sie darauf, daß sich Ihr Steißbein am Kastenende befindet. Ziehen Sie ein Bein mit den Händen maximal an den Rumpf bis zur Bewegungsgrenze. Lassen Sie das Testbein entspannt und locker hängen.
Bewertung	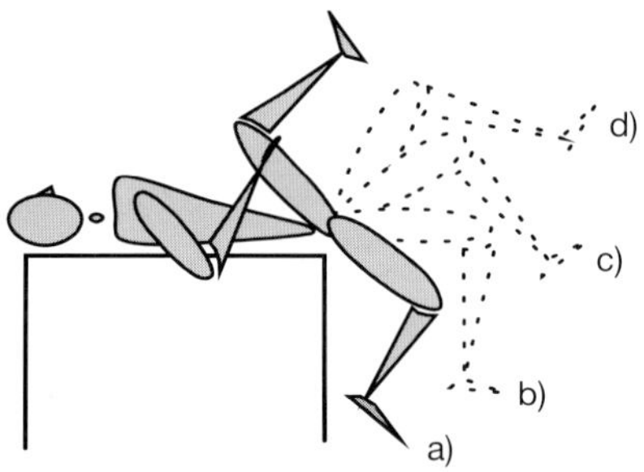 Das Erreichen einer waagerechten Position des Oberschenkels (b: Hüftgelenkwinkel = 180°) entspricht dem empfohlenen Normwert (LEWIT 1987, 286). Zeigt der Oberschenkel abwärts (a: Hüftwinkel größer als 180°), bedeutet dies eine gute, über der Norm stehende Dehnfähigkeit des Hüftlendenmuskels. Je stärker der Oberschenkel aufwärts gerichtet ist, desto ausgeprägter ist die Verkürzung des M. iliopsoas (c und d: Hüftgelenkwinkel kleiner als 180°).

Überprüfung der Dehnfähigkeit des geraden Schenkelmuskels (M. rectus femoris)	
Bedeutung des M. rectus femoris	Der über das Hüft- und das Kniegelenk ziehende zweigelenkige gerade Schenkelmuskel neigt insbesondere bei Sportlern stark zur Verkürzung. Es ist empfehlenswert, derartige Einschränkungen der Beweglichkeit zu vermeiden, um muskuläre Dysbalancen zu verhindern.
Darstellung der Testübung	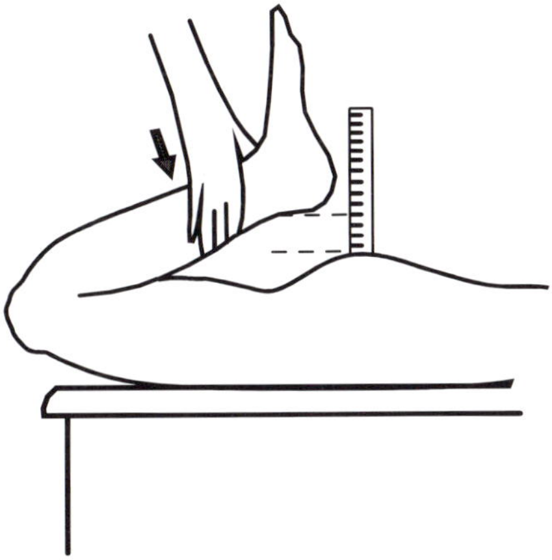
Testbeschreibung	Legen Sie sich in Bauchlage auf den Boden oder einen Kasten/Tisch. Ein Kniegelenk wird vom Testhelfer gebeugt und Ihr Fuß durch leichten Druck in Richtung Gesäß geführt. Entspannen Sie den gedehnten Muskel, und melden Sie demTesthelfer, wenn die Bewegungsgrenze erreicht ist. Ihre Hüfte muß während des gesamten Meßvorgangs auf dem Kasten aufliegen und darf nicht gebeugt werden. Der Testhelfer ermittelt den Abstand zwischen Gesäß und Unterkante der Ferse mit einem Lineal.
Bewertung	Abstand Gesäß - Unterkante Ferse mit leichtem Druck: a) 0 - 7 cm: normale bis gute Beweglichkeit b) 8 - 15 cm: leichte Verkürzung des M. rectus femoris c) über 15 cm: deutliche Verkürzung des M. rectus femoris (unveröffentliche Befunde, Universität Bayreuth 1990)

Überprüfung der Dehnfähigkeit der Oberschenkelrückseite (ischiocrurale Muskulatur) sowie der Wirbelsäule

Bedeutung der ischiocruralen Muskulatur	Die über das Knie- und das Hüftgelenk ziehende ischiocrurale Muskulatur neigt zur Verkürzung und zur Abschwächung sowie in der Folge vermehrt zu Verletzungen im Sport. Im Rahmen eines Fitnesstrainings muß diese Muskelgruppe sowohl gedehnt als auch gekräftigt werden.
Darstellung der Testübung "Modifizierter Sit-and - reach - Test" (HOEGER/HOPKINS 1992)	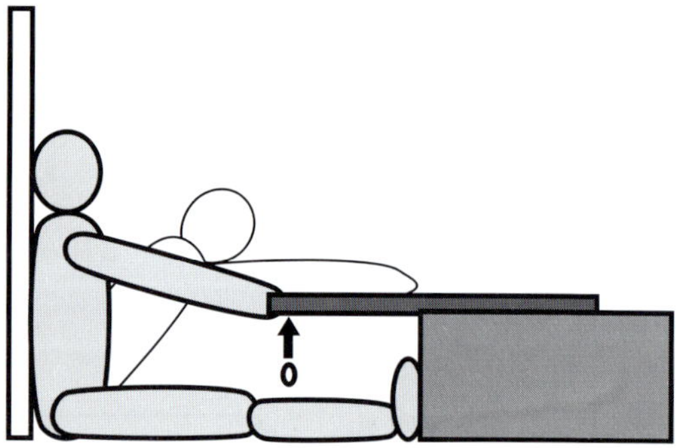
Testbeschreibung	Setzen Sie sich mit geschlossenen Beinen und gestreckten Kniegelenken an eine Wand auf den Boden. Hüfte, Rücken und Kopf berühren die Wand. Die Füße werden gegen einen ca. 30 cm hohen Kasten/Karton gestellt, auf dem ein langes Lineal/Zollstock liegt. Strecken Sie nun Ihre Arme nach vorne, und legen Sie beide Hände übereinander, wobei Hüfte, Rücken und Kopf an der Wand bleiben müssen; nur die Schultern dürfen nach vorne geschoben werden. Nun wird der bewegliche Zollstock auf dem Kasten so weit in Richtung Ihrer Hände geschoben, daß die Skala mit dem Nullpunkt Ihre Fingerspitzen berührt. In dieser Position wird der Zollstock festgehalten bzw. festgeklebt. Aus dieser Grundposition, also dem individuellen Nullpunkt, beugen Sie den Oberkörper langsam so weit wie möglich nach vorne. Der Wert der tiefsten Position, die Sie 3 Sek. halten müssen, wird vom Testhelfer auf dem Zollstock als Ihr Ergebnis abgelesen.
Wichtiger Hinweis	Führen Sie als standardisiertes Aufwärmen 4 Test-Vorversuche durch. Messen Sie erst den 5. Versuch.
Bewertung	a) weniger als 38 cm: leichte bis starke Verkürzung b) 38 - 46 cm: normale bis gute Beweglichkeit c) mehr als 46 cm: sehr gute Beweglichkeit

3.4 Die vier erfolgreichen Dehnmethoden

Die vier dargestellten Dehnmethoden haben sich in der Praxis des Sports und der Physiotherapie bewährt und können als **Basismethoden** bezeichnet werden. Der Fitnessportler wählt sich daraus eine beliebige Methode zum Dehnen aus.

Basismethoden der Dehnung

Methode der Dauerdehnung		
Kurzbeschreibung Einnehmen der Dehnposition, so daß eine deutliche Dehnspannung spürbar ist (=Andehnen). Halten der Dehnposition, Muskulatur entspannen, Ausatmung und Atempause betonen. Wenn das Spannungsgefühl nachläßt, Verstärkung der Dehnung und erneutes Halten der Dehnposition (= Nachdehnen).		
Intensität	**Spannungsgefühl** **Bewegungstempo**	Je nach Ziel, leicht bis sehr stark, angenehm bis schmerzhaft möglich Halten der Dehnposition
Dauer		nach subjektivem Empfinden, ca. 20 Sek. andehnen, ca. 20 Sek. nachdehnen
Umfang	**Wiederholungen**	1 (-2)
Trainingshäufigkeit		Je nach Trainingsziel ein- bis mehrmals täglich

Methode der Dauerdehnung durch Anspannung der Antagonisten		
Kurzbeschreibung Die Dehnung erfolgt durch aktive Anspannung der antagonistischen Muskulatur. Durch aktive Kontraktion des Antagonisten wird im Agonisten eine Dauerdehnung erzeugt. Auch während der Anspannung soll kontinuierlich weitergeatmet werden.		
Intensität	**Kontraktion** **Spannungsgefühl** **Bewegungstempo**	der Antagonisten: mittel bis maximal möglich Je nach Ziel, leicht bis stark möglich, abhängig vom Krafteinsatz der Antagonisten Halten der Dehnposition
Dauer		nach subjektivem Empfinden und Kraftfähigkeit der Antagonisten ca. 20 Sek., (10 - 30 Sek.)
Umfang	**Wiederholungen**	1 (-3)
Dichte	**Pausenlänge zwischen den Wiederholungen**	nach subjektivem Empfinden
Trainingshäufigkeit		Je nach Trainingsziel ein- bis mehrmals täglich

1. Alle vier Methoden sind geeignet, die beweglichkeit zu verbessern. Es ist anzunehmen, daß jede Methode weitere spezielle Effekte hat (z. B. Verbesserung der Regenerationsfähigkeit). Diese sind bei dem derzeitigen sportwissenschaftlichen Kenntnisstand jedoch nicht bekannt. Es ist ebenfalls bis heute wissenschaftlich nicht geklärt, mit welcher der vier **Basismethoden** die besten Effekte erzielt werden. Für Anfänger und Personen mit wenig Bewegungserfahrung sind die Methoden der Dauerdehnung und der wiederholten Dehnung am leichtesten umsetzbar, da sie die geringste Ansprüche an die Körpererfahrung stellen.

2. Durch Veränderung der einzelnen Belastungskomponenten (z. B. Intensität, Dauer, Anzahl der Wiederholungen) entstehen **Methodenvarianten** der Basismethoden. Beispiel: Bei der Methode der Dauerdehnung werden gesundheits-

Methode der wiederholten Dehnung		
Kurzbeschreibung Wiederholtes, geführtes, nicht ruckhaftes "Schieben" in die Dehnposition mit kleiner Bewegungsamplitude und Betonung der Ausatmung. Bewegungsgrenze weiter hinausschieben.		
Intensität	**Spannungsgefühl**	Je nach Ziel, leicht bis sehr stark, angenehm bis schmerzhaft möglich
	Bewegungstempo	kontrolliert, langsam bis zügig
Umfang	**Wiederholungen**	nach subjektivem Empfinden, ca. 20 - 30 Wiederholungen
	Serien	1 (-2)
Trainingshäufigkeit		Je nach Trainingsziel ein- bis mehrmals täglich

orientierte Fitnessportler ein leichtes angenehmes Spannungsgefühl wählen, Akrobaten und Turnerinnen der rhythmischen Sportgymnastik möglicherweise die Variante eines sehr starken bis schmerzhaften Spannungsgefühls, um ihre Beweglichkeit maximal zu entwickeln.

3. Durch das Aneinanderreihen mehrerer Methoden bei der Ausführung einer Dehnübung entstehen **Methodenkoppelungen**, die z. B. in der Behandlungspraxis der Physiotherapie häufig angewendet werden. Beispiel: Bei der Partnerübung zur Dehnung der Brustmuskulatur kann der Dehnvorgang mit der Dauerdehnung beginnen, mit der Anspannungs-Entspannungsmethode fortgesetzt werden und mit der Methode der Anspannung der Antagonisten intensiviert werden.

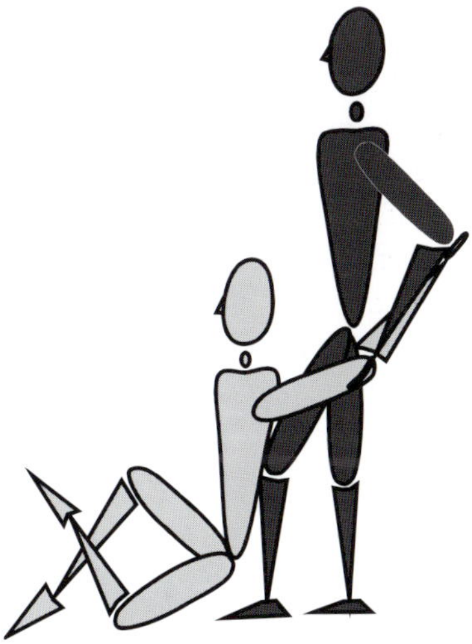

Methode der Anspannungs-Entspannungs-Dehnung

Kurzbeschreibung

Einnehmen der Dehnposition, so daß eine Dehnspannung spürbar ist. Zusätzlich isometrische Anspannung der gedehnten Muskulatur. Ausatmen beim Entspannen der Muskulatur unter Beibehaltung der Gelenkstellung und sofortiges Nachdehnen. Dauerdehnung in der neuen Position. Wiederholung des gesamten Vorgangs.

Intensität	**Kontraktion** **Spannungsgefühl** **Bewegungstempo**	mittel bis maximal möglich Je nach Ziel, leicht bis sehr stark, angenehm bis schmerzhaft möglich Halten, "Schieben", Halten
Dauer	**Kontraktionsdauer** **Dehndauer**	nach subjektivem Empfinden, ca. 6 Sek. oder ca. 14 Sek. nach subjektivem Empfinden, ca. 10 - 15 Sek.
Umfang	**Wiederholungen**	2 (-3)
Dichte	**Pausenlänge zwischen den Wiederholungen**	ohne Pause
Trainingshäufigkeit		Je nach Trainingsziel ein- bis mehrmals täglich

4. Für manche Übungen eignen sich einzelne Methoden besonders gut, andere nicht. Beispiel: Die folgende Übung zur Dehnung der Muskulatur der Oberschenkelrückseite kann nur mit der Methode der Dauerdehnung durch Anspannung der Antagonisten korrekt ausgeführt werden. Der Oberschenkel wird mit den Händen fixiert und das Kniegelenk durch die Kraft der Oberschenkelvorderseite langsam gestreckt, bis die Dehnung spürbar wird.

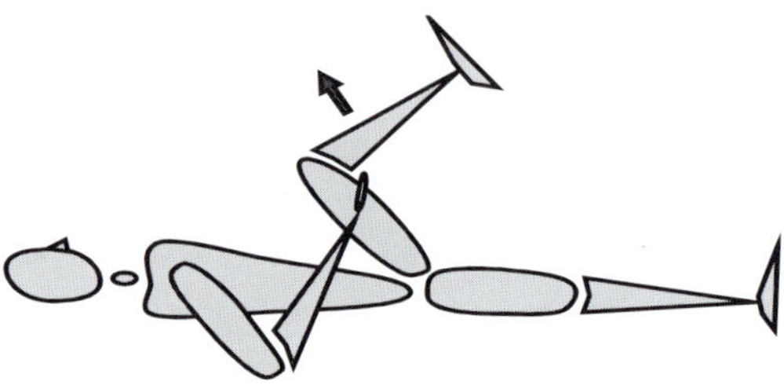

5. Die Methode der wiederholten Dehnung war nach dem Aufkommen der Stretchingwelle als „falsche Methode“ verpönt, weil man die reflektorische Kontraktion durch die Muskelspindelaktivität (vgl. S. 114) befürchtete. Diese Methode ist inzwischen vollständig „rehabilitiert“, ihre Wirksamkeit vielfach nachgewiesen und bei kontrolliertem, geführtem, nicht ruckhaftem Bewegungseinsatz sogar sehr zu empfehlen.

6. Die in den Tabellen der Methodenbeschreibungen enthaltenen Angaben zur Dehndauer und zu den Wiederholungszahlen sind in Untersuchungen 1992 bis 1994 mit der Methode der subjektiven Einschätzung an Sportstudierenden ermittelt worden. Es ergibt sich das interessante Phänomen, daß ca. 20 Sekunden Dehndauer pro Muskel bei allen Methoden eine subjektiv angemessene Dehndauer darstellt. Der Übende sollte sich grundsätzlich von seinem subjektiven Empfinden und seinem Körpergefühl leiten lassen, wobei die ermittelten Werte als Richtwerte dienen können.

3.5 Ihr optimales Dehnprogramm

Wenn Sie wenig Zeit haben, wählen Sie aus den Programmen einzelne Übungen, die Ihnen besonders gut tun. Bereits 5 Minuten dehnen - und schon fühlen Sie sich besser. Haben Sie dagegen Muße, hilft ein umfassendes Stretchingprogramm, das alle großen Muskelgruppen berücksichtigt, Ihre Verspannungen zu lösen und Ihr Wohlbefinden zu steigern. Gezielt wählen Sie geeignete Übungen zum Aufwärmen vor dem Training, zum Abwärmen nach dem Sport oder gegen Nacken- und Rückenbeschwerden. Stretching ist an keinen Ort gebunden und hilft Ihnen im Fitness-Studio ebenso wie in einer kurzen Pause im Büro, vor und nach dem Tennismatch und dem Waldlauf sowie am Feierabend zu Hause im Wohnzimmer auf dem Teppich. Führen Sie alle Übungen korrekt aus und beachten Sie die wichtigen Übungshinweise.

Dehnprogramm Rücken

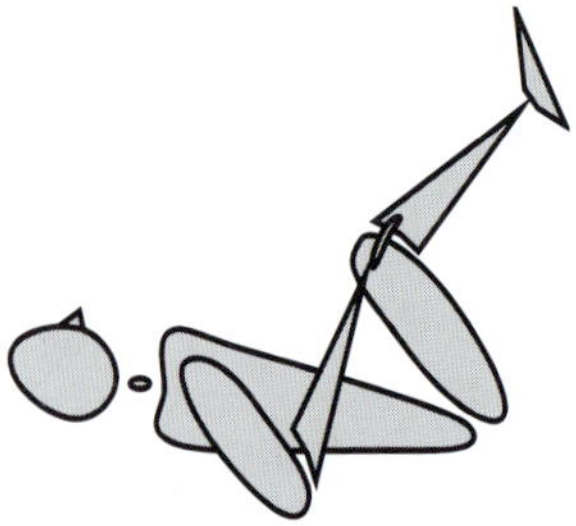

Der ruhende Käfer

- Kopf liegen lassen und Kinn leicht anziehen
- Oberschenkel am Rumpf vorbei in Richtung Boden ziehen
- Dehnposition halten und entspannt weiteratmen
- Verstärken Sie die Dehnung. Greifen Sie durch die Beine an die Fersen und ziehen Sie die geöffneten Knie am Körper vorbei in Richtung Boden

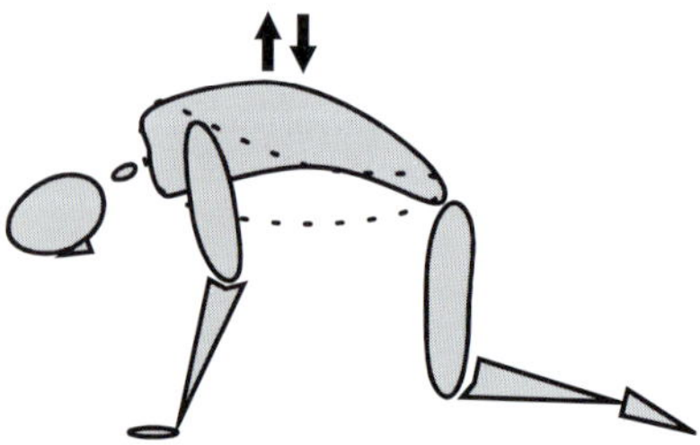

Katzenbuckel

- Alle Teile der Wirbelsäule rund machen
- Katzenbuckel und Hohlkreuz langsam abwechseln
- Langsames „Schwanzwedeln“ (Blick zum Gesäß nach rechts und links)
- Die Übung dient der Mobilisierung der Wirbelsäule

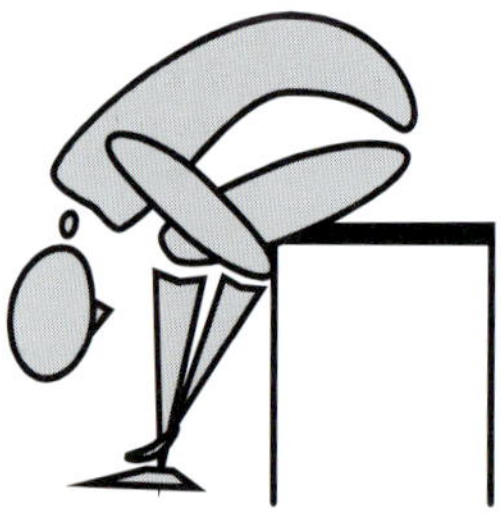

„Was ist unter dem Stuhl?“

- Oberkörper entspannt nach vorne beugen, durch die Beine schauen
- Zug der Hände kann die Dehnung verstärken
- Beim Aufrichten mit den Händen auf den Oberschenkeln abstützen

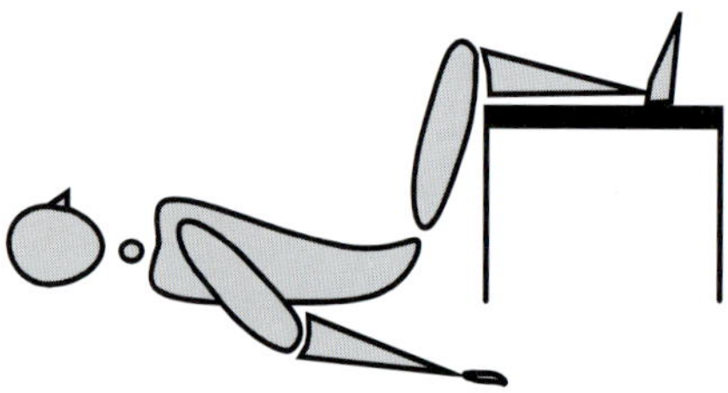

Stufenlagerung

- Unterschenkel so auf den Hocker legen, daß ein leichter Zug im unteren Rücken spürbar ist
- Fühlen Sie die Entlastung der Lendenwirbelsäule und die Entspannung der Muskulatur

Dehnprogramm Hals, Nacken, Schulter, Brust

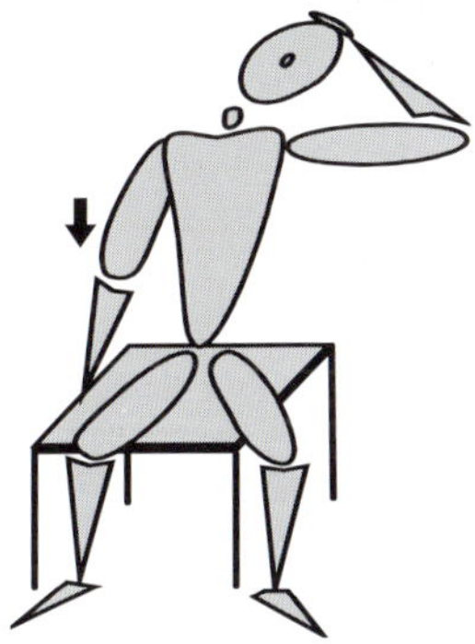

Der entspannte Nacken

- Kopf zur Seite neigen
- Schulter der Gegenseite aktiv nach unten ziehen, unterstützt durch Griff am Stuhl
- Variation durch unterschiedliche Kinnpositionen
- Spüren Sie die Dehnung in der seitlichen Halsmuskulatur und im Nacken

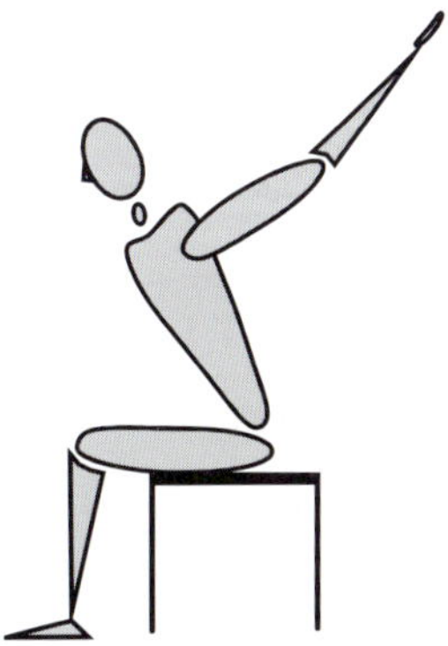

Der Adler

- Arme rück-hoch ziehen, Handflächen nach oben
- leicht nach vorne beugen mit geradem Rücken
- Position der Arme variieren: seitlich-schräg hoch-hoch
- Fühlen Sie die Dehnung der Brust- und die Anspannung der Rückenmuskulatur

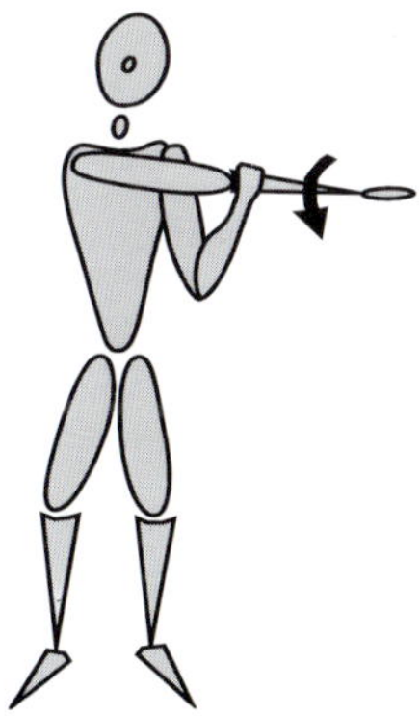

Wegweiser I

- Drehen des Armes, so daß der kleine Finger nach oben zeigt
- Gestreckten Arm an den Körper ziehen
- Gedehnt werden die Außenrotatoren des Schultergelenks

Dehnprogramm Hals, Nacken, Schulter, Brust

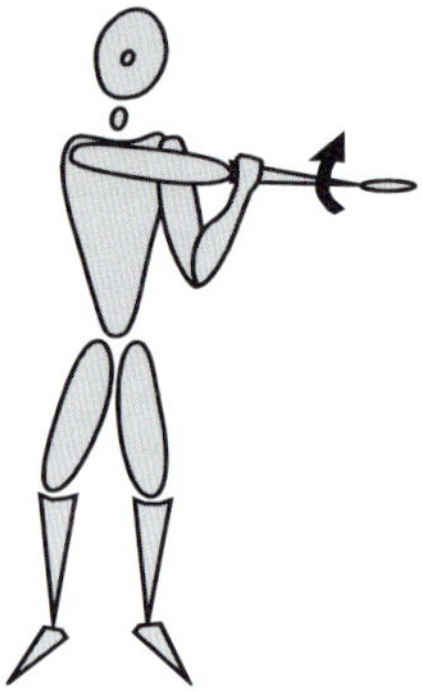

Wegweiser II

- Drehen des Armes, so daß der Daumen nach oben zeigt
- Gestreckten Arm an den Körper ziehen
- Gedehnt werden die Innenrotatoren des Schultergelenks

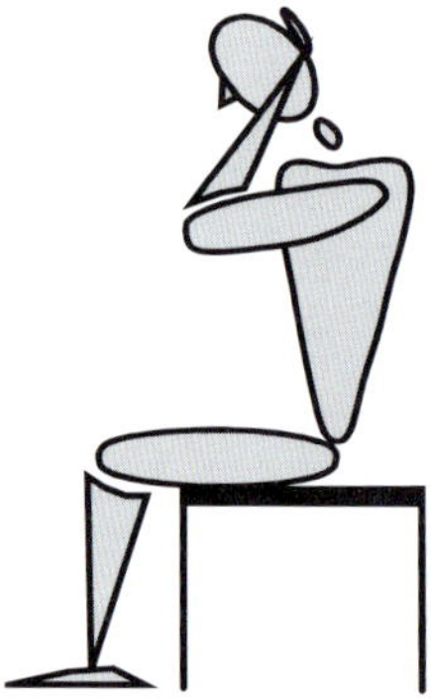

Kopfneigen

- Kopf nach vorne neigen
- Die Hände unterstützen durch vorsichtigen Zug
- Spüren Sie die Dehnung im Nacken und im oberen Rücken

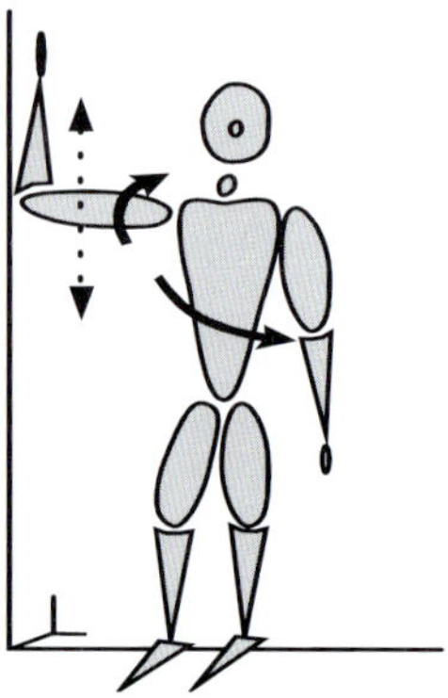

Der Türsteher

- Oberarm waagerecht, Unterarm und Kleinfingerkante der Hand an einen Türrahmen anlegen
- Drehung des Rumpfes vom Arm weg
- Variation der Griffhöhe
- Spüren Sie die Dehnung in der Brustmuskulatur

Dehnprogramm Bein, Hüfte

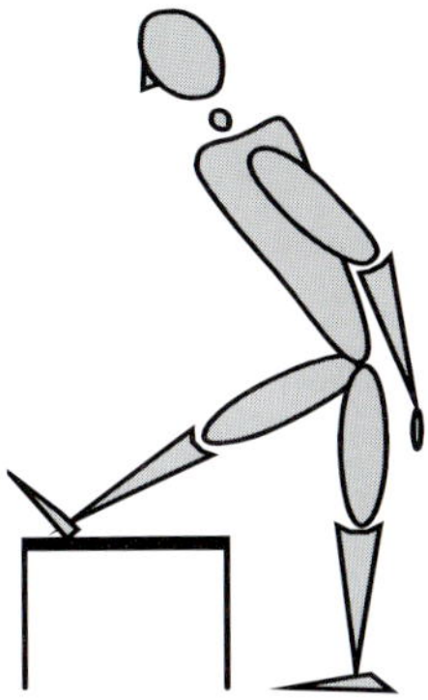

„Good morning“

- Beckenachse im 90°-Winkel zum gestreckten Bein
- Fußspitze nach innen drehen
- Becken nach vorne kippen und Rükken gerade halten
- Hüfte beugen
- Fühlen Sie die Dehnung in der Oberschenkelrückseite
- Halten Sie sich mit der Hand irgendwo fest, um das Gleichgewicht zu halten

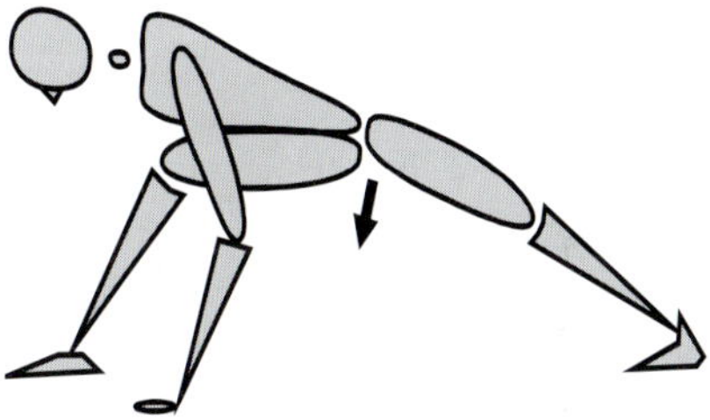

Riesenausfallschritt

- Im Riesenausfallschritt den Oberkörper auf den Oberschenkel vorklappen; Hände stützen am Boden
- Hüfte Richtung Boden drücken, hinteres Knie strecken
- Spüren Sie die Dehnung im Hüftlendenmuskel

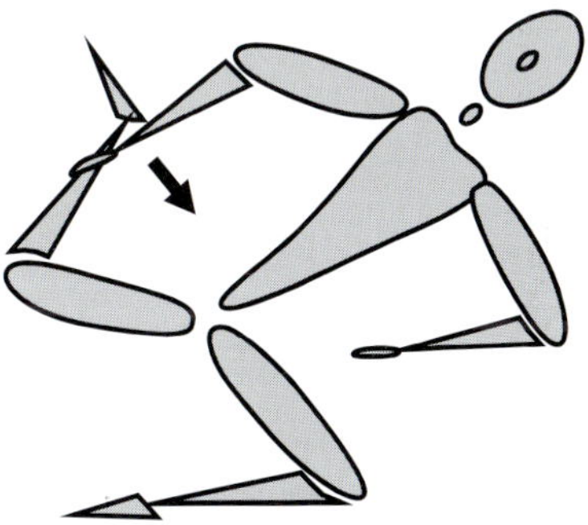

Schräger Käfer

- Seitenlage, unteres Bein gebeugt, Unterarmstütz
- Endposition fixieren
- Unterschenkel zum Gesäß ziehen
- Spüren Sie die Dehnung in der Hüfte und der Oberschenkelvorderseite (gerader Schenkelmuskel)

Dehnprogramm Bein, Hüfte	
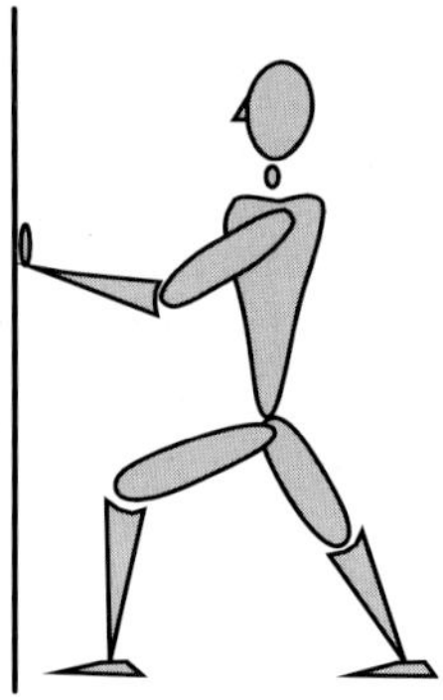	**„Stütz die Wand"** • Die Ferse des hinteren Beines bleibt am Boden • Hüfte zur Wand drücken • Spüren Sie die Dehnung in der Waden-muskulatur • Beugen Sie das Kniegelenk des hinteren Beines, um die untere Wadenmuskulatur und die Achillessehne zu dehnen
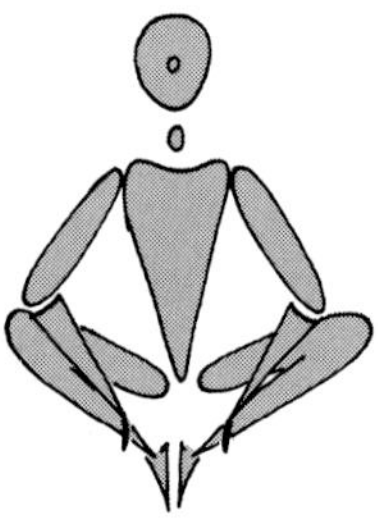	**„Schneider-Spreiz"** • Aufrechter Sitz, Fersen nah an den Körper, Fußsohlen gegeneinander • Lassen Sie die Knie entspannt nach außen fallen • Spüren Sie die Dehnung an den Innenseiten der Oberschenkel • Verstärken Sie die Dehnung. Drücken Sie die Knie mit den Unterarmen weiter nach außen

Partner-Dehnprogramm

Die Partnerübungen müssen kompetent vermittelt werden, da es schwierig ist, sie ohne Anleitung korrekt auszuführen. Der helfende Partner muß sehr behutsam vorgehen und die Dehnspannung immer in Absprache mit dem Übenden aufbauen.

Partner-Dehnprogramm

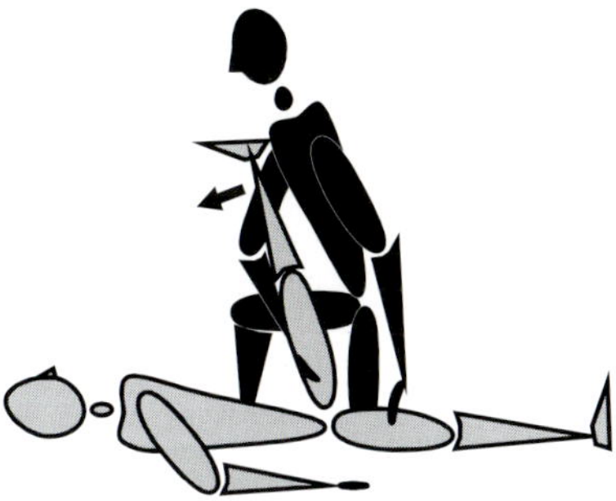

Ischio-Partnerdehnung

- Beide Beine gestreckt; Ferse an der Schulter des Partners stabilisieren, Kniestreckung kontrollieren
- Der Partner drückt das Bein langsam nach vorne
- Der Übende teilt dem Partner die Zunahme der Dehnung in der Oberschenkelrückseite mit

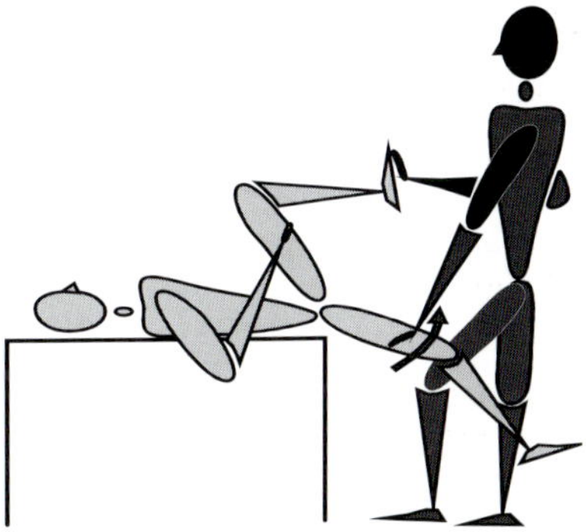

Iliopsoas-Partnerdehnung

- Rückenlage bis zum Hüftgelenk auf einem Tisch/Kasten
- Ein Bein beugen und mit beiden Händen maximal zur Brust heranziehen (Becken fixiert)
- Partner drückt den herabhängenden Oberschenkel nach unten und fixiert das gebeugte Bein
- Der Übende teilt dem Partner die Zunahme der Dehnung des Hüftlendenmuskels mit

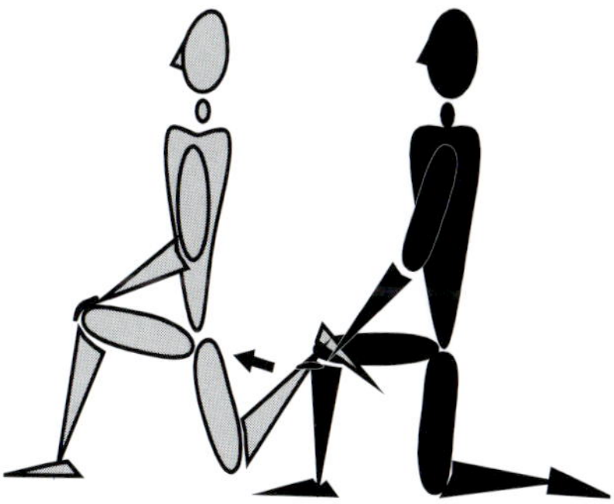

Rectus-Partnerdehnung

- Weiche Unterlage unter das Knie legen
- Hüfte vorschieben und in dieser Endposition bleiben
- Der Partner drückt den Unterschenkel sanft Richtung Gesäß
- Der Übende teilt dem Partner mit, wenn die Dehnung der Oberschenkelvorderseite zu stark wird

Partner-Dehnprogramm

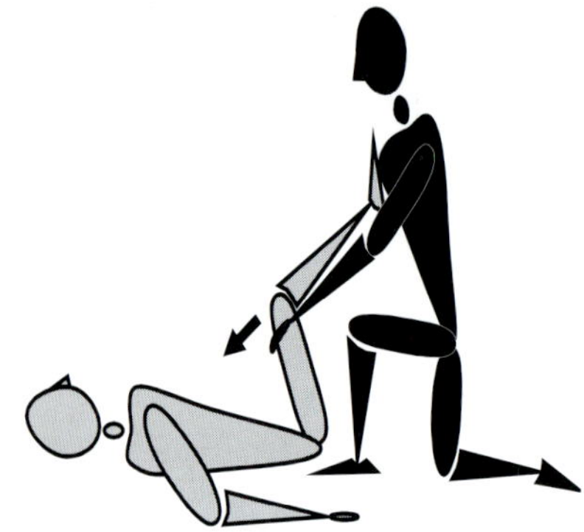

Rücken-Partnerdehnung

- Kopf liegen lassen, Kinn leicht anziehen
- Dem dosierten Partnerdruck entspannt nachgeben, dabei die Beine öffnen und die Knie neben dem Körper in Richtung Boden drücken lassen.
- Es ist in der Regel kein starkes Dehngefühl im Rücken spürbar, dennoch ist die Übung wirksam

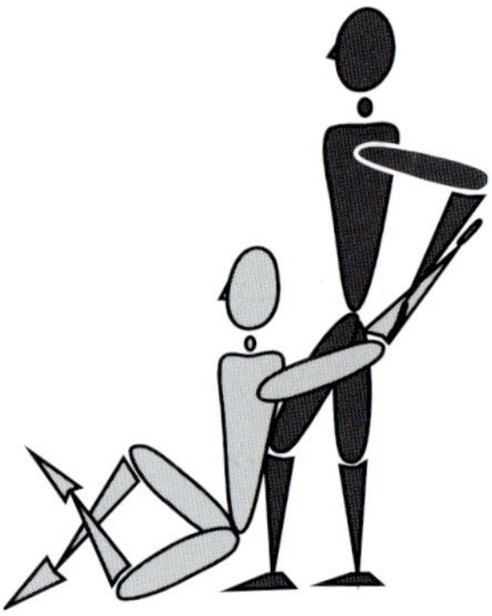

Pectoralis-Partnerdehnung

- Der Partner stabilisiert den geraden Rücken mit seinem seitlich gestellten Bein
- Arme heben, Handflächen nach oben
- Partner zieht die Arme - Griff am Oberarm - nach hinten oben, bis eine deutliche Dehnung der Brustmuskulatur spürbar wird
- Es bietet sich eine Methodenkoppelung Anspannung-Entspannung und Kontraktion der Antagonisten an

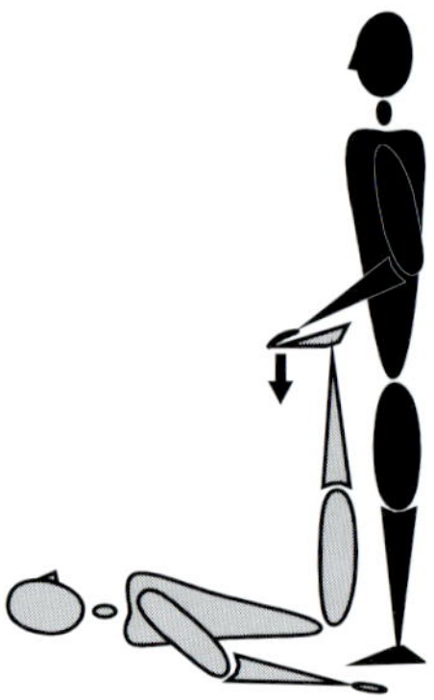

Waden-Partnerdehnung

- Beine heben und gestreckt an den Partner lehnen
- Partner drückt Fußballen nach unten
- Spüren Sie die Dehnung in den Wadenmuskeln

3.6 Die goldenen Stretching-Regeln

1. Beachten Sie, daß die meisten Muskeln mehrere der folgenden Funktionen haben: Beugen-Strecken, Heranziehen-Abspreizen, Innenrotation-Außenrotation, nach vorne führen-nach hinten führen. Die Dehnposition muß deshalb entgegengesetzt zu der Funktion eingenommen werden, die der Muskel bei Kontraktion hat.
Beispiel:

Muskeln der Oberschenkelrückseite (Mm. ischiocrurales)		
Gelenk/Körperteil	**Kontraktion**	**Dehnung**
Hüftgelenk	Streckung	Beugung
Becken	Aufrichten	Nach vorne kippen
Kniegelenk	Beugen Außenrotation des Unterschenkels bei gebeugtem Kniegelenk (M. biceps femoris) Innenrotation des Unterschenkels bei gebeugtem Kniegelenk (M. semimembranosus, M. semitendinosus)	Streckung Innenrotation Außenrotation

Für eine optimale Dehnung der Muskeln der Oberschenkelrückseite müssen wir folglich das Kniegelenk strecken, das Becken nach vorne kippen und das Hüftgelenk beugen. Wenn wir den - häufig verkürzten - Beinbizeps dehnen wollen, müssen wir zusätzlich den Fuß nach innen drehen (Innenrotation). Dies ist bei folgender Übung umgesetzt:

- Ferse auf eine erhöhte Unterlage legen (z. B. Hocker/Kasten)
- Knie des Spielbeines strecken
- Fuß des Spielbeines innenrotieren (M. biceps femoris) oder außenrotieren (M. semimembranosus und M. semitendinosus)
- Becken kippen
- Hüftgelenk beugen

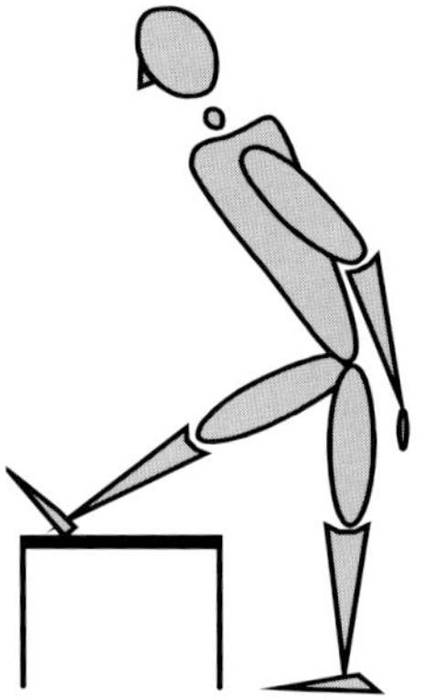

2. Fixieren Sie bei Muskeln, die über zwei oder mehr Gelenke ziehen, ein Gelenk in Endstellung, und dehnen Sie den Muskel über das freie Gelenk. Beispiel: Bei der unter 1. vorgestellten Übung zur Dehnung der Muskeln der Oberschenkelrückseite, die über das Knie- und das Hüftgelenk ziehen, wird das Kniegelenk in Streckstellung fixiert und durch Beugen des freien Hüftgelenks die Dehnung erreicht.

3. Beachten Sie beim Dehnen die Atmung. Nutzen Sie die entspannende Wirkung von Ausatmung und Atempause (vgl. S. 117). Atmen Sie während der Dehnung kontinuierlich weiter, halten Sie den Atem nicht an.

4. Entspannen Sie den Muskel. Nur ein entspannter Muskel kann allmählich dem Dehnzug nachgeben. Richten Sie Ihre ganze Aufmerksamkeit auf den gedehnten Muskel und entspannen Sie ihn bewußt; versuchen Sie auch feine Spannungsunterschiede zu erfühlen.

5. Stretching erfordert Geduld und Ruhe. Nur ruhiges, stetiges Dehnen ist erfolgreich; mit ungeduldigem, schnellem Zerren am Muskel, mit Hetze und Eile erreichen Sie nichts.

6. Dehnen im gesundheitsorientierten Training soll nicht schmerzen. Gehen Sie sanft und gefühlvoll mit Ihrem Körper um. Verletzungen müssen Sie vollständig ausheilen, bevor Sie diese Muskeln wieder dehnen.

7. Stretching ist kein Wettkampf. Vergessen Sie Konkurrenzdenken und den Wunsch, andere zu übertreffen. Die Unterschiede von Mensch zu Mensch und von Muskel zu Muskel sind sehr groß. Sie haben optimal trainiert, wenn Sie Ihre Muskulatur gewissenhaft und ruhig gedehnt haben. Das Ausmaß Ihrer Gelenkbeweglichkeit ist nebensächlich und wird sich bei regelmäßigem Dehnen automatisch verbessern.

8. Schaffen Sie günstige äußere Bedingungen. Eine weiche Unterlage, angenehme Temperatur und ruhige Musik sind gute Voraussetzungen für erfolgreiches, angenehmes Dehnen.

9. Dehnen Sie nach Gefühl. Beachten Sie Ihr subjektives Empfinden und entwickeln Sie Ihr Körpergefühl. Gehen Sie von den vier erfolgreichen Basismethoden (vgl. S. 123) aus und variieren und kombinieren Sie diese nach eigenem Ermessen.

10. Stretchen Sie regelmäßig! Die tägliche Dehn-Einheit sollte kein Problem sein, weil Stretching überall möglich ist und wenig Zeit und Aufwand erfordert. Probieren Sie es aus: **„nicht stressen, sondern stretchen!“**

3.7. Literatur

ANDERSON, B.:
Stretching. Bolinas, USA 1980.

BUROKER, K. C., SCHWANE, J. A.:
Does postexercise static stretching alleviate delayed muscle soreness?
In: Physician and Sports Medicine, 17 (1989) 6, 65-83.

HENNIG, E., PODZIELNY, S.:
Die Auswirkungen von Dehn- und Aufwärmübungen auf die Vertikalsprungleistung.
In: Deutsche Zeitschrift für Sportmedizin 45 (1994)6.

HOEGER, W., HOPKINS, D.:
A comparison of the sit and reach and the modified sit and reach in the measurement of flexibility in woman.
In: Research quarterly for exercise and sport 63 (1992) 2, 191-195.

JANDA, V.:
Muskelfunktionsdiagnostik. Heidelberg 1979.

KENDALL, F. P., KENDALL, E.:
Muskeln - Funktionen und Tests. Stuttgart/New York 1988[2].

KNEBEL, K. P., HERBECK, B., SCHAFFNER, S.:
Tennis Funktionsgymnastik. Reinbek bei Hamburg 1988.

LEWIT, K.:
Manuelle Medizin im Rahmen der medizinischen Rehabilitation München u. a. 1987[5].

LODES, H.:
Atme richtig – der Schlüssel zu Gesundheit und Ausgeglichenheit. München 1990.

ROHEN, J. W.:
Funktionelle Anatomie des Menschen. Stuttgart/New York 1977[3].

SCHMIDT, H., FRAUENDORF, V., ASMUSSEN, U., KRAFT, W.:
Der Muskeltest nach Janda für sportmedizinische Praxis. In: Medizin und Sport 23 (1983) 9, 271-278.

SÖLVEBORN, S.-A.:
Das Buch vom Stretching. München 1983.

WIEMANN, K.:
Beeinflussung muskulärer Parameter durch ein zehnwöchiges Dehnungstraining. In: Sportwissenschaft 21 (1991) 3, 295-306.

WIEMANN, K.:
Stretching-Grundlagen, Möglichkeiten, Grenzen. In: Sportunterricht 42 (1993) 3, 91-105.

WYDRA, G.:
Muskeldehnung - aktueller Stand der Forschung. In: Deutsche Zeitschrift für Sportmedizin 44 (1993) 3, 104-111.

Take care of your body.

W. Weinacht / H. Hegele

Gesunde Leistung

mit der Kraft der Natur

DR. LOGES sports CARE

Dr. Loges sportsCARE

Partner des Sports

Für die Folgen der Zivilisation – üppige Ernährung und bewegungsarme Berufstätigkeiten – sind wir unserem Körper einen sportlichen Ausgleich schuldig. Immer mehr Menschen kommen dem nach und erfahren körperliches und seelisches Wohlbefinden durch sportliche Betätigung.

Leistungssport ist aber oft auch eine Gratwanderung zwischen körperlicher Ertüchtigung und gesundheitlichen Risiken. Die verantwortungsvolle sportmedizinische Betreuung hat deshalb stetig an Bedeutung gewonnen:

Bei hohen Trainingsbelastungen müssen Vitamin- und Mineralstoffverluste ausgeglichen, eine geschwächte Immunabwehr gestärkt werden. Trainingseinheiten, Ernährung und Regenerationsphasen sind sorgsam aufeinander abzustimmen.

Dr. Loges sportsCARE bietet dem ambitionierten Sportler moderne, natürliche Präparate zur Leistungssteigerung, zur Vorbeugung und Behandlung von Sportverletzungen sowie wissenschaftliches Trainings- und Ernährungs-knowhow.

Mit *Dr. Loges sportsCARE* geben Sie Ihrem Körper die Chance auf gesunde sportliche Leistung.

Dr. Loges

Modernste Arzneimittel auf natürlicher Basis

Der Firmensitz der Dr. Loges + Co. GmbH befindet sich in Winsen an der Luhe, in unmittelbarer Nähe zum Naturpark Lüneburger Heide. Die Naturverbundenheit war dem Unternehmen damit in die Wiege gelegt. Und an diesem Vermächtnis hat sich bis heute nichts geändert.

Ein entscheidender Unternehmensgrundsatz ist es, die Wirkung von Naturarzneien mit modernen wissenschaftlichen Methoden zu erforschen und diese Arzneimittel Therapeuten und Patienten zur Verfügung zu stellen. Im Laufe der Jahre kamen viele Arzneimittel sowohl mit bewährten als auch neuen Wirkstoffen aus der Natur hinzu.

Heute bietet das Unternehmen eine breite Palette von wirksamen und gut verträglichen Arzneimitteln auf pflanzlicher Basis an, zum Beispiel gegen Erkältungskrankheiten, Kopfschmerzen, Rheuma, Durchblutungsstörungen, nervöse Störungen, Schlafstörungen sowie Präparate zur Erhöhung der körperlichen und geistigen Leistungsfähigkeit.

Unsere Vertretungen in den Niederlanden und in Österreich

Niederlande
Artemisz Pharma B. V.
Postbus 154
NL-2810 AD Reeuwijk
Tel.: 0182-39 54 47
Fax: 0182-39 61 81

Österreich
Salvator-Apotheke
Zimmermannplatz 1
A-1090 Wien
Tel.: 01-40 55 292
Fax: 01-40 85 611

anabol-loges®

Schutzstoff für die Zellen

Zu der aktiven Beeinflussung eines gesundheitsorientierten Lebensstils gehört nicht nur ein regelmäßiges Training, sondern auch eine optimale Ernährung. anabol-loges® hilft dem Sportler dabei, weil es auf natürliche Weise vor belastungsbedingten Zellschädigungen (insbesondere der Muskulatur) schützt, den Stoffwechsel anregt und den Aufbau von Gewebe und Muskeln fördert (=anaboler Effekt).

anabol-loges® sollte über einen genügend langen Zeitraum in ausreichender Dosierung eingenommen werden. Zur Leistungssteigerung im Sport wird mindestens sechs Wochen vor dem Wettkampf mit 3 mal 2 Kapseln täglich begonnen und ca. 3 Wochen vor dem Zeitpunkt höchster Belastung auf 3 mal 4 Kapseln erhöht. Die tägliche Einnahme von 3 mal 2 bis 3 mal 4 Kapseln wird auch zur Therapie schmerzhafter Muskel- und Gelenkerkrankungen empfohlen. Da auch hierbei in der Regel eine längerfristige Einnahme erforderlich ist, stehen in der Apotheke preisgünstige Großpackungen mit 500 und 1000 Kapseln zur Verfügung.

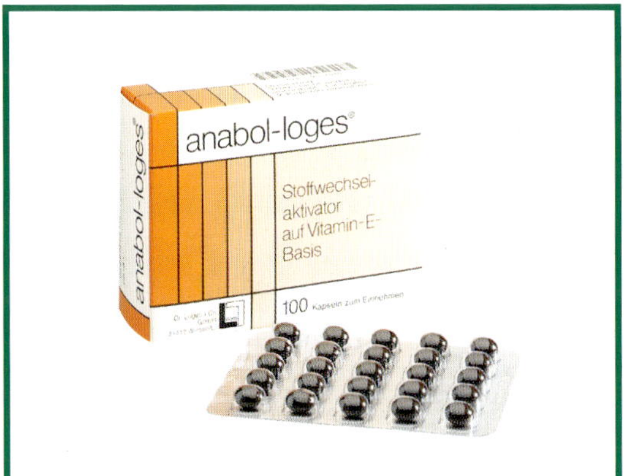

anabol-loges® zur Leistungssteigerung im Sport, bei Muskel- und Rückenschmerzen, körperlichen Erschöpfungszuständen. Nebenwirkungen und Gegenanzeigen: Sind nicht bekannt. Packungen mit 100, 200, 500 und 1000 Kapseln (erhältlich nur in Apotheken).

Für jung und alt

Der sportlich aktive Mensch benötigt in erhöhtem Maße Vitamine und Mineralstoffe, denn

- sie fördern die körperliche Leistungsfähigkeit und erhöhen die Ausdauer,
- sie erleichtern und verkürzen die Regenerationsphasen nach körperlicher Belastung, und
- sie sind für die Gesundheit von Herz und Blutgefäßen, Muskulatur, Binde- und Stützgewebe verantwortlich.

Vitamin E schützt vor den Angriffen der sogenannten freien Radikale – äußerst reaktionsfähigen und aggressiven Verbindungen –, die die Körperzellen vor allem bei Belastung schädigen und zerstören können. Dieser Schutzbedarf trifft auf alle Lebensalter zu. So wird der 25jährige Leistungssportler primär den leistungssteigernden, regenerationsfördernden Nutzen von Vitamin E sehen. Für den 40- oder 50jährigen sportlichen Aktiven und erst recht für den Alterssportler wird die zellschützende, die gesundheitserhaltende Wirkung in den Vordergrund treten. Denn freie Radikale bilden mit zunehmenden Alter ein erhöhtes Risiko für Herz und Blutgefäße.

In ausgewogener Dosierung sind Vitamin E (Zellschutz) als Hauptwirkstoff und Magnesium (Unterstützung der Muskelfunktion) in anabol-loges® enthalten mit den zusätzlichen Mineralstoffen Kalium (Festigung des Bindegewebes) und Kieselerde (Stabilisierung von Knorpel und Sehnen), sowie Johanniskraut-Extrakt zur mentalen Stabilisierung.

Ausführliche Informationen zur leistungssteigernden, regenerations- und gesundheitsfördernden Wirkung von anabol-loges® entnehmen sie bitte der kostenlosen Broschüre *anabol-loges®-Schlüssel zu Gesundheit und Leistungssteigerung*. Nutzen Sie bitte die Anforderungskarte auf Seite 15.

toxi-loges®

Abwehrkraft für den Athleten

Gerade vor wichtigen sportlichen Ereignissen, während intensiven Trainings, oder in Zeiten unaufschiebbarer beruflicher Verpflichtungen kommt es häufig zu Erkältungen und Infektionen. Ursache ist oftmals ein geschwächtes Immunsystem infolge einer erhöhten körperlichen und/oder geistig-psychischen Belastung.

Pflanzliche Immunstimulantien wie toxi-loges® spielen eine wichtige Rolle, die Immunabwehr in Phasen intensiver Belastung zu stabilisieren. toxi-loges® stärkt das Immunsystem durch eine Stimulierung der körpereigenen Abwehrkräfte.

toxi-loges® vermindert nachweislich die Infektionsanfälligkeit und verkürzt den Krankheitsverlauf von bakteriellen Infektionen und Viruserkrankungen. toxi-loges® eignet sich dadurch in hervorragender Weise zur Stabilisierung des Immunsystems auch im Leistungssport.

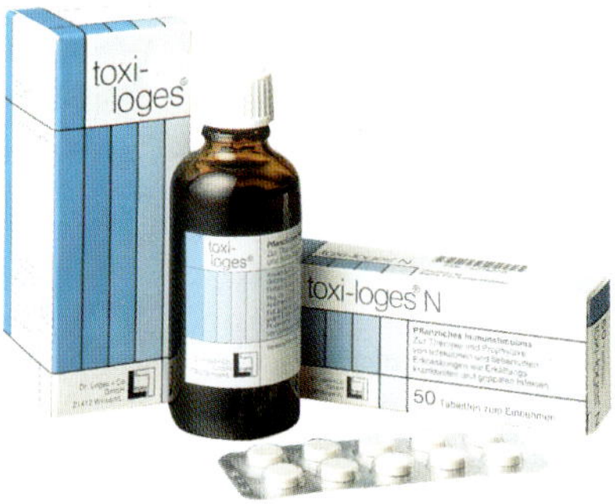

toxi-loges® bei Abwehrschwäche, zur Vorbeugung bei Infektionsgefahr, bei allen Erkältungskrankheiten, Grippe, Bronchitis, Mandelentzündungen, Angina; bei infektiösen Erkrankungen. Gegenanzeigen: Tropfen: Chininüberempfindlichkeit. Nebenwirkungen und Wechselwirkungen: sind nicht bekannt. Packungen: Tropfen: 50 ml (N1); 100 ml (N2); toxi-loges® N Tabletten: 30 Stück (N1); 50 Stück (N2); 100 Stück (N3); 250 Stück (erhältlich nur in Apotheken).

Erkältung – was nun?

Sie kann das Wohlbefinden und die Leistungsfähigkeit für Tage und Wochen empfindlich stören, die banale Erkältung. Denn Abgeschlagenheit, Kopfschmerzen, Schnupfen, Halsschmerzen, Heiserkeit und Husten steckt nicht jeder mit links weg – schon gar nicht derjenige, der seinem Körper einiges abverlangt, wie zum Beispiel alle sportlich Aktiven. Gerade sie sind es, die häufiger unter Erkältungen oder gar Fieber zu leiden haben. Denn das Immunsystem von Sportlern ist mehrfach gefordert, oft sogar überfordert. So bekommt unter körperlicher Belastung das Immunsystem die zusätzliche Aufgabe, geschädigte Muskelzellen zu entsorgen. Dabei kann es von seiner eigentlichen Bestimmung abgelenkt werden, Krankheitskeime unschädlich zu machen. So kommt es, daß sich Bakterien oder Viren ungestört vermehren können und häufig durch unangenehme infektionen den Sportler schwächen.

Das Immunsystem braucht jetzt schnell Unterstützung. Es braucht einen Anstoß, der dabei hilft, wieder alle Aufgaben gleichermaßen zu bewältigen. Es braucht toxi-loges®, den pflanzlichen Immunmodulator mit 7 verschiedenen, sich gegenseitig verstärkenden Inhaltsstoffen:

Echinacea, Baptisia und Eupatorium wirken immunstimulierend, Aconitum und China fiebersenkend und entzündungshemmend, Bryonia schleimlösend und Ipecacuanha hustenreizlindernd. toxi-loges® eignet sich hervorragend sowohl zur Vorbeugung als auch zur raschen Bewältigung von Erkältungskrankheiten.

Ausführliche Informationen entnehmen Sie bitte der kostenlosen Broschüre *„toxi-loges®-Infektschutz für den Athleten“*. Nutzen Sie bitte die Anforderungskarte auf Seite 15.

magnesium-loges®

Magnesium mit B.I.S.S.

Topform auf den Tag genau ist das Ziel Ihres individuellen Trainingsplans. Und jeder Trainingstag verlangt eine individuelle Magnesium-Zufuhr. Denn sowohl Unter- als auch Überversorgung können das Leistungsvermögen beeinträchtigen.

Magnesium mit B.I.S.S. steht für

Bedarfsgerechte, **I**ndividuelle **S**ubstitution für **S**portler.

Der Wirkstoffgehalt des neuen magnesium-loges® ist auf Ihren individuellen Magnesiumbedarf abgestimmt: Eine, zwei oder drei Kautabletten täglich versorgen Ihren Körper mit der Menge Magnesium, die er von Ihnen verlangt, Tag für Tag.

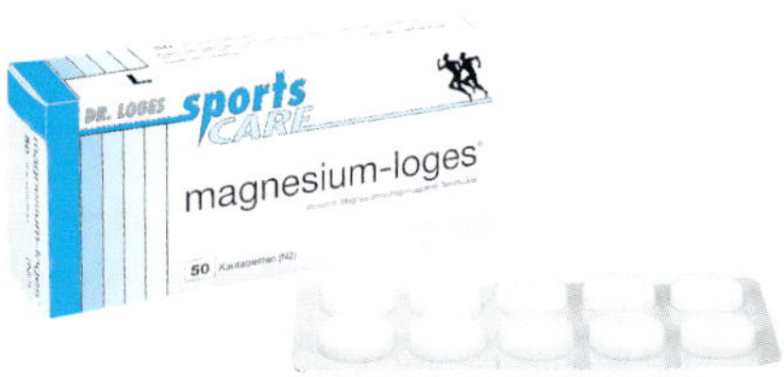

magnesium-loges® bei nachgewiesenem Magnesiummangel, wenn er Ursache für Störungen der Muskeltätigkeit (neuromuskuläre Störungen) ist. Gegenanzeigen: Bei Nierenfunktionsstörungen darf das Arzneimittel nur unter ärztlicher Kontrolle eingenommen werden. Bei schweren Nierenfunktionsstörungen und bei Zusammenbruch des Reizleitungssystem im Herzen (AV-Block) soll das Arzneimittel nicht angewendet werden. Gegebenenfalls sollte geprüft werden, ob sich aus dem Elektrolytstatus eine Gegenanzeige ergibt. Nebenwirkungen: Bei hoher Dosierung kann es zu weichen Stühlen kommen, die jedoch unbedenklich sind. Sollten Durchfälle auftreten, reduziert man die Tagesdosis oder setzt das Präparat vorübergehend ab. Bei hochdosierter und länger andauernder Einnahme können Müdigkeitserscheinungen auftreten. Das kann ein Hinweis darauf sein, daß bereits eine erhöhte Magnesiumkonzentration im Blut erreicht ist. Packungen mit 20 (N1), 50 (N2) und 100 (N3) Kautabletten (erhältlich nur in Apotheken).

Erfolg oder Nicht-Erfolg . . .

Magnesium ist einer der wichtigsten Mineralstoffe für Sportler. Denn kein anderer Mineralstoff ist so direkt am sportlichen Erfolg beteiligt wie Magnesium!

Magnesium besitzt eine zentrale Funktion bei der Gewinnung und Speicherung von Energie in den Muskelzellen. Wird nicht für ausreichend Magnesium-Nachschub gesorgt, dann fehlt den Muskeln „Power" – ganz zu schweigen von Muskelkrämpfen, Muskelkater, Muskelschmerzen, die auf Gewebeschädigungen hindeuten, oder anderen gesundheitlichen Risiken, die insbesondere das Herz-Kreislauf-System betreffen. Bei keinem anderen Mineralstoff sind Defizite so schnell spürbar. Magnesium geht dem Körper kurzfristig und in größeren Mengen verloren – nämlich mit dem Schweiß bei Training und Wettkampf.

So hat der Sportler auf der einen Seite einen erhöhten Bedarf an Magnesium, auf der anderen Seite erhöhte Verluste. Um Defizite zu vermeiden, muß Magnesium substituiert werden. Am besten mit magnesium-loges®. Denn mit magnesium-loges® lassen sich hohe Magnesium-Dosen unkompliziert (durch die Kautablette) und angenehm (durch den erfrischenden Geschmack) verabreichen. Je nach Intensität der Belastung decken eine, zwei oder drei Kautabletten magnesium-loges® den täglichen individuellen Bedarf. Das Gute: Magnesium kann man – eine normale Nierenfunktion vorausgesetzt – kaum überdosieren, da überschüssige Mengen wieder ausgeschieden werden.

Ausführliche Informationen entnehmen Sie bitte der kostenlosen Broschüre *„Magnesium – Zündfunke des Stoffwechsels"*. Nutzen Sie bitte die Anforderungskarte auf Seite 15.

arnica-loges® Gel

Erste Hilfe bei Sportverletzungen

Ob Freizeit- oder Leistungssport, der Spaß am Sport wird immer wieder durch schmerzhafte Blessuren getrübt. Sogenannte stumpfe Traumen (Verstauchungen, Zerrungen, Überdehnungen, Prellungen und Quetschungen) sind die häufigsten und alltäglichsten Sportverletzungen. Wenn's passiert, ist es wichtig, die Verletzung sofort zu behandeln. „Zähne zusammenbeißen" hilft nicht. Unbehandelte oder nachlässig behandelte Verletzungen können sich wochenlang hinziehen.

arnica-loges® ist eine kühlende Gel-Zubereitung mit Wirkstoffen aus der Arnikapflanze. Diese lindern Schmerzen, bewirken eine Abnahme der verletzungsbedingten Schwellungen und hemmen die Entzündung im Gewebe.

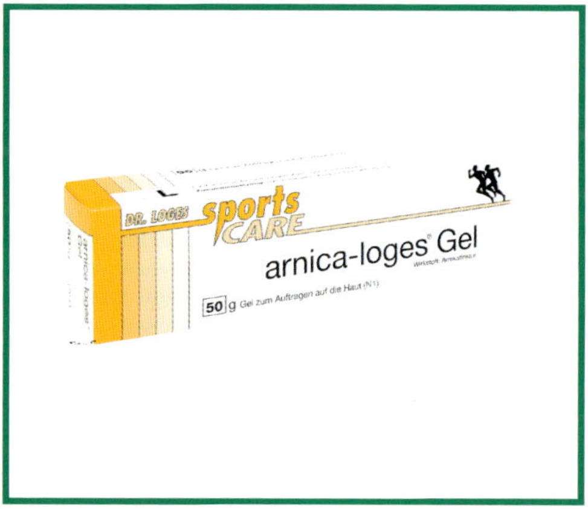

arnica-loges® Gel zur äußeren Anwendung bei Verletzungs- und Unfallfolgen, z. B. Hämatomen, Distorsionen, Prellungen, Quetschungen, Frakturödemen, bei rheumatischen Muskel- und Gelenkbeschwerden; Furunkulose und Entzündungen als Folge von Insektenstichen; Oberflächenphlebitis. Gegenanzeigen: Arnika-Allergie. Nebenwirkungen: Längere Anwendung an geschädigter Haut, z. B. bei Verletzungen oder Ulcus cruris, ruft relativ häufig ödematöse Dermatitis mit Bläschenbildung hervor. Ferner können bei längerer Anwendung Ekzeme auftreten. Packungen: Tube mit 50 g (N1) (erhältlich nur in Apotheken).

thermo-loges®

WARM UP – Unterstützung mit einer pflanzlichen Einreibung

Die Trainings- und Wettkampfbelastung wird im Anschluß an ein gezieltes Aufwärmtraining subjektiv angenehmer erlebt. Der objektivierbare Nutzen zeigt sich in einer geringeren Verletzungsanfälligkeit und einer geringeren Muskelübersäuerung. Viele Sportler unterstützen ihr WARM UP mit dem Spezialbalsam thermo-loges®, der zur schnellen Erwärmung und Lockerung der Muskulatur beiträgt.

Die wärmende und muskelentspannende Wirkung von thermo-loges® erklärt sich aus den durchblutungsfördernden Effekten seiner pflanzlichen Inhaltsstoffe. Die Wirkung tritt rasch ein, so daß die Einreibung unmittelbar vor Training und Wettkampf erfolgen sollte.

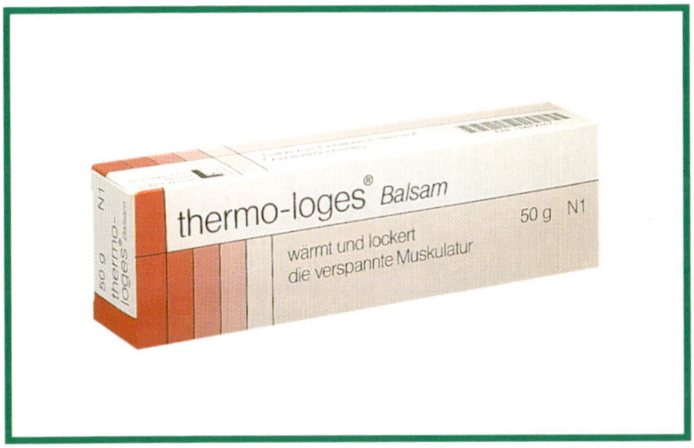

thermo-loges® bei nichtoffenen Sportverletzungen wie Prellungen, Zerrungen und Verstauchungen. Myalgien, Ischias, Durchblutungsstörungen, rheumatischen und neuralgischen Beschwerden. Gegenanzeigen: Kiefernnadelöl: Asthma bronchiale, Keuchhusten. Nebenwirkungen: An Haut und Schleimhäuten können verstärkte Reizerscheinungen auftreten, Bronchospasmen können verstärkt werden. Packungen: Tube mit 50 g (N1) (erhältlich nur in Apotheken).

Partner des Sports

Prominente Athleten aus vielen Sportdisziplinen sind mit den Präparaten und dem Service von *Dr. Loges sportsCARE* erfolgreich, zum Beispiel:

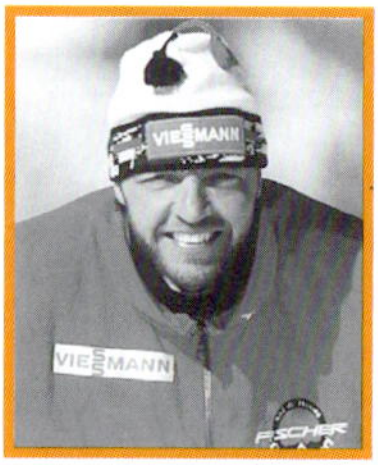

Jochen Behle

Skilangläufer

- *27facher Deutscher Meister (Einzel)*
- *11facher Deutscher Meister (Staffel)*
- *Zahlreiche Spitzenplazierungen auf internationaler Ebene – Olympische Spiele, Weltmeisterschaften, Weltcup – zwischen 1980 und 1995*

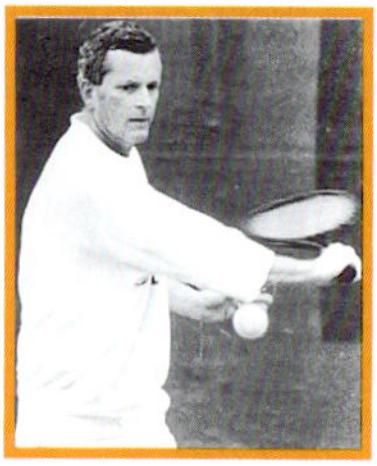

Wilhelm Bungert

Tennisspieler

- *Weltranglisten-Vierter 1964*
- *Wimbledon-Finalist 1967*
- *43 Einsätze im Davis-Cup*
- *Erfolgreichster Tennisspieler in der Zeit zwischen Gottfried von Cramm und Boris Becker*

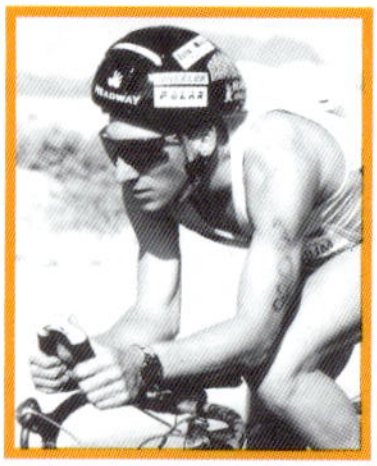

Ralf Eggert

Triathlet

- *Deutscher Meister 1993 und 1994*
- *Zweiter bei der EM 1994*
- *Deutscher Meister Junioren 1991*
- *Dritter bei der WM 1994 und 1995*
- *Weltmeister (Mannschaft) 1995*

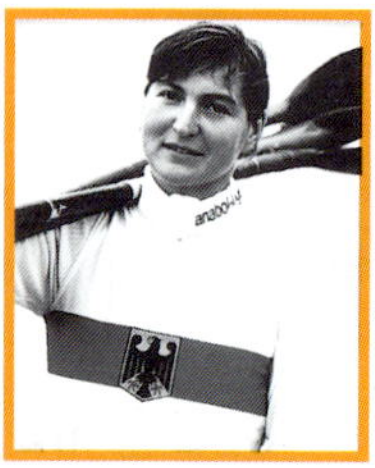

Birgit Fischer

Kanutin

- *Erfolgreichste Kanutin aller Zeiten*
- *21fache Weltmeisterin*
- *4fache Olympiasiegerin*

Aktuelle Beiträge aus der Sportwissenschaft

Dr. med. H. Hauer
Dr. rer. nat. M. Heinisch

① *„Traditionelle Wirkkombination – Forschung bestätigt Erfahrungswissen auf breiter Front"*
(TW SPORT + MEDIZIN 3, 1995)

Dr. med. K.-R. Geiß et al.

② *„Der Effekt von α-Tocopherol auf die Regenerationsfähigkeit bei 22 Leistungssportlern"*
(DEUTSCHE ZEITSCHRIFT FÜR SPORTMEDIZIN 7/8, 1995)

Dr. med. L. Rokitzki

③ *„Verbesserter Muskelzellschutz mit anabol-loges® unter extremer Ausdauerbelastung"*
(Bericht über eine Veröffentlichung aus INTERNATIONAL JOURNAL OF SPORT NUTRITION, Vol. 4, No. 3, 1994)

Dr. med. K.-H. Ricken

④ *„Immunstabilisierung im Sport – Eine sportmedizinische Herausforderung"*
(TW SPORT + MEDIZIN 5, 1994)

Nutzen Sie das Serviceangebot auf S. 15

Ausdauertraining

Intelligent, effektiv und erfolgreich

Training, das allein auf Erfahrungen und Fingerspitzengefühl basiert, gehört zumindest im Leistungsbereich der Vergangenheit an.

Ausdauertraining optimal zu steuern, ist sehr schwer, da eine gezielte Abstimmung aller kurz-, mittel- und langfristigen Maßnahmen der Planung und Durchführung, der Kontrolle, der Auswertung und der Korrektur des Trainings und des Wettkampfes zum Zwecke der Leistungsoptimierung aufeinander abgestimmt werden müssen.

Die Broschüre »Ausdauertraining« versucht dieser schwierigen Aufgabe gerecht zu werden. Sie richtet sich an alle Sportler, die ein leistungsorientiertes Ausdauertraining ausüben sowie an deren Betreuer, Trainer und Übungsleiter.

Den Trainingsleitfaden »Ausdauertraining – intelligent, effektiv, erfolgreich« von Dr. Kuno Hottenrott erhalten Sie als besonderen Service nur bei *Dr. Loges sportsCARE,*
Schützenstraße 5, 21423 Winsen,
Stichwort »Ausdauertraining«.

Legen Sie bitte für jedes Exemplar eine Bearbeitungsgebühr in Höhe von 5,– DM in Briefmarken bei.

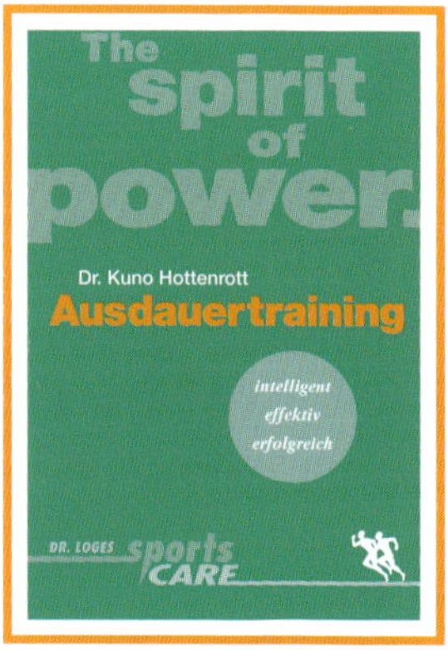

Serviceangebot

Bitte senden Sie mir folgende Artikel aus dem Dr. Loges Serviceangebot:

- ☐ **Broschüre anabol-loges® ***
  „Schlüssel zu Gesundheit und Leistungssteigerung"
- ☐ **Broschüre toxi-loges® ***
  „Infektschutz für den Athleten"
- ☐ **Broschüre magnesium-loges® ***
  „Magnesium – Zündfunke des Stoffwechsels"
- ☐ **Aktuelle Beiträge aus der Sportwissenschaft ***
  (Bitte entsprechende Literatur-Nr. von Seite 13 ankreuzen):

  ① | ② | ③ | ④

* Diese Unterlagen erhalten Sie kostenlos

- ☐ **Gesundheitsorientiertes Fitnesstraining, Band 1 ****
  „Fitnessgrundlagen, Krafttraining, Beweglichkeitstraining"
- ☐ **Gesundheitsorientiertes Fitnesstraining, Band 2 ****
  „Ausdauertraining, Ernährung, Entspannung"
- ☐ **Gesundheitsorientiertes Fitnesstraining, Band 3 ****
  „Rückentraining, Knietraining, Alterssport"
- ☐ **Trainingsleitfaden: Dr. K. Hottenrott ****
  „Ausdauertraining - intelligent, effektiv, erfolgreich"

** Für diese Unterlagen legen Sie bitte **für jedes Exemplar** eine Bearbeitungsgebühr in Höhe von **5,– DM in Briefmarken** bei.

Bitte abtrennen und in einen Fensterumschlag an Dr. Loges + Co. GmbH schicken.

Dr. Loges + Co. GmbH
Frau Petra Heitmann
Postfach 1262
21412 Winsen

Absender:

Name

Straße

PLZ Ort